U0040420

自己的腳痛自己救

"足踝專科名醫教你遠離痛風、凍甲、腳麻、拇趾外翻、腳踝扭傷、足底筋膜炎"

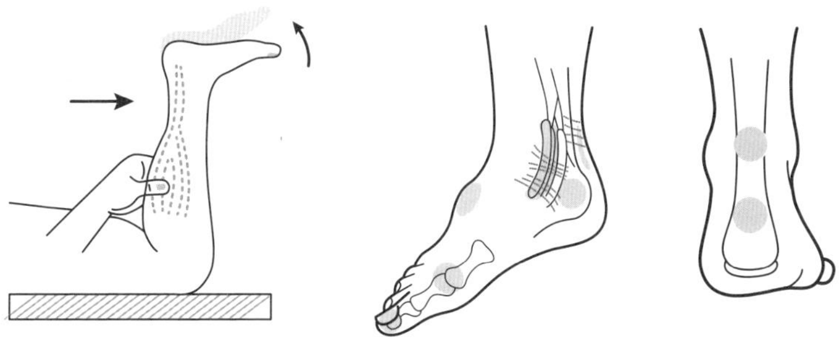

台中行健骨科診所院長
朱家宏——著

【推薦序】

人生短短幾個秋，不做不罷休

吳淡如（知名主持人）

和朱醫師結緣是在多年前的一次廣播節目採訪，在那次訪談得知台灣有「足踝外科」這個特別的科別，還知道了朱醫師有著「眼鏡小醫」這個網路綽號。後來經過朱醫師幽默的解說、手腳並用的示範後，我才了解到原來「腳」除了是一個用來行走的工具之外，裡頭還有那麼多的學問。

經過醫師的提醒，每天動動腳、拉拉筋變成我重要的功課。人生最可怕的是：如果有一天不能跑，很快的就不能走；不能走，你就很快的不能站；不能站，很快的你就不能坐，不能坐，很快的你就……健康、腳，很重要，是你生命的支撐，也是自由的象徵。許多人身體出現問題，是由於腳不舒服導致缺乏運動，然後漸漸擴散成全身的毛病，俗語說「樹枯根先竭，人老腳先衰」，顯示了傳統的古老智慧。

近年馬拉松活動風行，連我也曾經訓練過一陣子，還去參加了波爾多馬拉松

（真是一種美好又辛苦的活動），回來後足足好幾天都是全身酸痛、跛腳走路。朱醫師本身也是長年參加馬拉松及鐵人三項運動，在聊天中談及活動中的甘苦讓我嘖嘖稱奇，真心佩服朱醫師在醫業繁忙之餘，也能身體力行「運動才會健康」的道理，不是只空談診斷檢查和治療而已。

朱醫師從事足踝醫療研究和服務多年，雖然現在醫療環境大不如前，還是一直熱心服務各地足踝疾病患者，也多次在中廣新傳媒學苑教學，我常常介紹患有疑難雜症的朋友到朱醫師在台中的診所看病，朋友們都說，從朱醫師那裡得到的不只是一般骨科那些「打針、吃藥、開刀」的答案，而是真正解決了他們的問題。

這本書集結了朱醫師多年的臨床醫療心得及研究成果，並非只是枯燥的醫學知識，而是配合大量圖片和可簡單操作的步驟，收錄了能實際幫助大眾促進身體健康的方法。這本書也是華文世界唯一的足踝醫療專書，內容詳實、貼近一般社會大眾需求，不管是腳部有所病痛、想要尋求答案，或是需要更多醫療知識來促進健康，相信都能滿足讀者需求。

要活就要動，運動的根本就是腳，套一句最近的流行語：「人生短短幾個秋，不做不罷休。」不做運動不能罷休，期待讀者能如書中所提倡的，多了解多運動，保持身體健康。我真心推薦這本書。

【推薦序】

是專業醫學書，也是運動健康書

黃鵬如（台灣骨科足踝醫學會理事長、高雄醫學大學附設醫院骨科部部長）

接到行健骨科診所朱家宏院長的電話，請我幫他即將出版的新書《自己的腳痛自己救》寫推薦序，心裡想說自己何德何能，可以幫人家的書寫序言。因為在我從小到大的印象中，書籍最前面的序言掛名者若非德高望重之輩，也必是社會名流人士，而我本身除了是醫學中心的骨科醫師外，似乎還沒「老」到寫推薦序的資格。

後來我想了想自己當初是如何一頭栽進足踝科這個專門領域，自畢業服完兵役後，民國八十一年進入高雄醫學大學附設醫院服務，民國八十六年當上骨科主治醫師滿一年後，依慣例在醫學中心要選擇次專科，為之後的行醫與教學研究做準備。那時我選的科別就是足踝骨科，誠如朱院長在書中所言，足踝科在當時算是冷門科，熱門次專科是關節重建科或脊椎科。

算一算我投入足踝骨科鑽研已經二十一年了，回首來時路，心中沒有絲毫的後悔，反而充滿了感激。我要感激我的兩位老師，一位是中華民國骨科醫學會前理事長林森源教授，他很寬容地讓我選擇自己想要做的次專科足踝骨科，所以「歡喜做、甘願受」，我二十一年來樂在其中。另一位是引導我進入足踝骨科大門的台灣骨科足踝醫學會首任理事長鄭裕民教授，是他引領我踏入足踝科的殿堂。我不需像朱家宏院長那麼辛苦，得自己看書尋求解答，在這條行醫路上有良師的指導，少走了很多自行摸索的冤枉路。

認識朱院長的人都知道，他是三鐵運動的愛好者，也熱愛爬山與滑雪，還曾因參加三鐵比賽摔車受傷住院開刀，幸好吉人天相，傷癒完全康復。他不但是一位足踝專科醫師，還是一位十分專業的運動員。這本書除了以深入淺出的寫法讓讀者能輕易了解足踝疼痛的疾病之外，也與讀者分享了很多運動相關的重要知識。擁有足踝骨科的專業背景，再加上個人熱愛運動的加持，書中每個章節都是言之有物，並且是朱院長個人寶貴經驗的累積。

台灣骨科足踝醫學會於民國九十四年創立，一直以促進國內足踝醫療的進步為宗旨。這幾年來，欣喜看到有更多的骨科醫師投入這個專門領域。以前的冷門科，或許會是未來的熱門科別。朱家宏院長是足踝醫學會的創始會員，也是現任常務理事，很高興他在百忙之餘，仍有心把他的知識經驗寫成書。無論你是普羅大眾或是醫師，只要你對足踝疾病有興趣，我都誠心將這本書推薦給你。

Chapter 1 常見的腳痛十大迷思

Chapter 2 腳、鞋子、鞋墊與你

Chapter 3 腳的常見困擾

Chapter 4 腳的創傷與運動傷害

Chapter 5 腳部精確診斷與治療

Chapter 6

腳的自救原則與方法

【序言】

第三種醫師

從事足踝外科醫療，其實是一個緣份。

第一次大學聯考放榜後，母親有點嚴肅地說：「念這種系，將來可能會找不到工作，說不定還會娶不到老婆。」天啊！對一個血氣方剛、從和尚學校畢業的高中生而言，找不到工作算什麼，但被說成會娶不到老婆，卻是人生最大的打擊。於是我放棄擁抱「森林」的夢想，跑去重考。

想到自己既不特別聰明，也不特別專注，念理工實在沒把握會出人頭地。而當醫生好像不需要太聰明，也不需要太專注於某一、兩個學科，只需要對「人」有興趣。簡單地說，就是覺得自己很平庸，滿適合當醫生的，因為覺得醫生並不需要是科學家或天才兒童，只要均衡發展並對人有興趣，願意在人的身上投入關注與熱情就可以了。我不是天才兒童，平庸的我還是試試當醫師好了。還算幸運的是，一年之後我考上了醫學系。

在台灣只能看書學習足踝外科技術

醫學院五年級的暑假，一個起心動念，想要去地區或私人醫院見習，看看究竟和母校的教學醫院（高雄醫學大學附設醫院）有何不同？

結果在見習的時候因為醫院缺乏人手，我莫名其妙地被拉上手術檯去拉鉤，在不甚了解的狀況下第一次上了手術檯。印象裡只記得交雜白色軟骨和紅色的血，後來怎麼了，已經完全忘記。直到從事骨科工作之後，才回憶起那是一檯踝關節骨折復位內固定手術：手術檯上露出來的就是一隻腳踝。而這家醫院正是秀傳醫院。

爾後，像是命運導引一般，在我依循興趣選擇醫學分科發展時，從外科到講究力學與技巧的骨科，再從台中榮總的住院醫師訓練，到選擇去秀傳醫院。擔任主治醫師的第二年，當時秀傳醫院的骨科古鳴洲主任問我：「你專攻足踝外科好不好？有沒有興趣？」我爽快地回答：「好呀！反正也沒人要做。」就這樣，我開始學習成為台灣極少數的足踝外科醫師。

回答得很灑脫，但心中卻倍感壓力和徬徨，因為在住院醫師的養成訓練中並不包括足踝外科，我只能看書尋求解答，壓力如影隨形，試想：汽車都不能看書修了，人體構造比汽車複雜何止千百倍，怎麼可能看書就會？而且，汽車修壞了頂多換零件，萬一把人弄壞了，人家的腳就這麼一輩子毀了，多恐怖！於是，我轉回母校高雄醫學大學請教足踝外科的權威鄭裕民教授。

正因為不喜歡和人競爭的個性，所以想挑一條沒有人要走的道路去發展。從學生時代只是立志要走外科，沒想到最後緣分把我導引到精細又冷門的足踝科去了。

在日本，足踝外科是獨立的分科

認清自我的命運後，即使前程茫茫，我也不甘如此半吊子，於是在因緣際會下申請日本藤澤藥廠的獎學金。藤澤獎學金規定，申請時必須先填寫一位想要跟隨的教授名字，於是我去查論文，找到日本一位寫最多關於拇趾外翻論文的高倉義典教授，不管三七二十一先把他的名字填上去。過了幾個月想不到竟然申請上了。

然而，我根本不認識高倉教授，他也不一定會接受我。我便去請教鄭裕民教授，他竟然說：「你就找那個高倉教授呀！」原來鄭教授大概十年前就曾至高倉教授處研修過，我竟然誤打誤撞，不小心選到老師的老師了！之後雖然只有短短兩個月的進修，卻讓我眼界大開，知道足踝外科真的是一個獨立的分科，次專科化的診斷與治療確實可以給患者更專業、更好的結果。

羅漢腳透露了市場玄機

專業上，至此我有些信心了；但是市場的掌握卻毫無把握，常捫心自問：「回台灣後我是否能繼續堅持下去？」因為我知道許多醫師到國外進修某一主題，回國後因為種種內外在原因就不再繼續下去了。

在日本進修期間的某一天，我悠閒地在奈良的鄉下閒逛，無意間走進一所寺院，裡面供奉一尊紅色漆器的羅漢像名叫「賓頭盧尊者」，祂身上有些地方看起來特別亮。看了寺院說明才知道祂能治人病痛，你哪裡痛就摸哪裡，摸到就病除，神像上最亮的地方，也就是被最多人摸過的部位，大概就是最多人感到痛苦的地方。

我仔細觀察發現，神像的頭、肩膀、膝蓋都很亮，想必是頭痛、肩膀痛、膝蓋痛的人很多吧。「但羅漢腳亮不亮呢？」仔細一看，發現原來腳也這麼亮。這意味著：在日本腳有問題的人很多。那台灣腳痛的人必定也很多吧，只是沒人管而已。

這個發現讓我的眼睛為之一亮，對前途的信心也踏實許多，心中告訴自己：「足踝外科確實值得投入。」這就是使命吧！從邂逅手術檯上的第一隻腳開始，就指向了我未來的足踝外科醫師生涯。

之後秀傳體系的黃明和總裁更進一步要求我成立專職的足踝中心，隨著業務的開展，各地有腳痛困擾的患者逐漸湧入，小小的診間經常坐滿了病人，有時候早上門診看到下午，下午接著手術，晚上又有急診，真的是一刻也不得閒。這樣過了許多年，一直到數年後成立行健骨科診所暨足踝中心合併復健中心，讓不需要手術的患者也能得到完整優質的服務，成為台灣第一個也是唯一的足踝外科專科診所。

連骨科醫師都搞不清楚的足踝外科專科

我的足踝外科老師、高雄醫學大學鄭裕民教授有句名言：當年骨科訓練結束考上專科，如果被醫院分配到足踝外科，一定要先回家哭三天三夜，因為這是沒人想去的科別，當了足踝外科醫師，就要有餓肚子的準備。

到今天我還常聽到病人各種懷疑的問話，不騙你，我也很想哭！在台灣，足踝外科還是冷門，足踝外科醫師常是滿腹委屈，不僅很多病人分不清足踝科與腳底按摩的關係，連同樣是骨科醫師的同門師兄弟，也搞不懂你專精的部份是什麼。一位足踝外科醫師曾很灰心地表示，他從國外進修足踝專科回來，他們醫院的骨科同仁竟然轉截肢手術給他做。他好生氣：「真是豈有此理，我要做的是足踝重建或救起這隻腳，他們卻叫我截肢！或許他們不懂而以為是好意。」

長期以來足踝外科被嚴重曲解、忽視，此外社會舊有的成見，導致大家認為腳的疾病是小毛病，不致命、也不像其他如骨折的痛，所以跛腳還能走，能拖就拖，並不積極尋醫。就算想要醫治，很多人會去找跌打損傷師傅；嚴重時病人才會來醫院求治，但也不知掛哪一科，醫院掛號台、服務台的人還常會建議看骨科。可是，一般骨科醫師對腳部並不專精，治療效果當然不好，久了就成了惡性循環：病人不來，專科醫師更少；醫院醫不好，病人就更不來……。

在先進國家，足踝醫學為專門科別

事實上在國外，例如美國、歐洲、日本，足踝外科醫學是很專門的學問，會由專門的醫學會來做專科醫師的認證。千萬不要小看我們的足踝、腳掌，其中包括二十六塊骨頭、五十六個關節與一百一十八根肌腱，而且在十平方公分大小的足踝關節面上，必須承受著走路時兩倍、跑步時六倍的身體重量，所以不論是在生物力學或是治療技術上，足踝醫學都跟一般的骨科醫學有些不同。

台灣的足踝醫學起步非常晚，九二一地震那年（一九九九年）我從台中榮總轉到彰化秀傳醫院擔任足踝外科醫師時，台灣醫界只有三、四位醫師專攻這個領域，最早是長庚醫院的陳永仁醫師，後來是高雄醫學大學的鄭裕民醫師、台大的王崇禮教授。

我記得九二一地震之後，鄭裕民教授召集我們（黃鵬如醫師、陳文毅醫師、高國峰醫師[1]等）去京都參加IFFAS（International Federation of Foot and Ankle Societies，世界足踝醫學聯盟）的第一屆年會，那時台灣並沒有足踝醫學的任何組織，但大家都很認真地發表論文，希望展現台灣醫師在足踝醫學領域的貢獻。回國後鄭教授提議組織專門的醫學會。那時已經有很多骨科次專科醫學會，像手外科醫學會、脊椎外科醫學會、關節鏡醫學會等等，所以大家也覺得何不成立台灣的足踝醫學會？這也就是台灣骨科足踝醫學會成立的起始。

在台灣成立亞洲第三個足踝外科醫學會

九二一地震是台灣的大災難，卻與足踝專科的發展緊緊相連，我何其幸運，在進入足踝外科的第一年，就參加了世界足踝醫學聯盟這項國際大會，這對我個人發展也有深刻影響。因為在此次京都會議上，認識了奈良醫大的高倉義典教授，隔年得到藤澤獎學金，就到日本奈良醫大進修足踝專科，跟隨教授學習。二〇〇二年底，秀傳醫院成立台灣第一個足踝中心，由我擔任主任。

❶：黃鵬如（高雄醫學大學附設醫院骨科部部長）、陳文毅（台南市陳文毅骨科診所院長）、高國峰（高雄高國峰骨科診所院長）。

從二〇〇〇年到二〇〇六年，我們幾個足踝專科醫師經常開會，努力發表論文，在台灣的骨科醫學會慢慢打開足踝醫學的知名度。二〇〇六年台灣骨科足踝醫學會正式成立，宗旨是致力足踝外科的精進研究與治療，而原本分散在創傷、運動醫學、關節重建及小兒骨科部份的足踝醫療，終於有了自己的領域。足踝醫學會一開始會員只有數人，終於在近年增加到一百多人。

目前台灣的足踝醫師不多，各大醫院開足踝專科或門診的非常少，所以我給病人尋醫的建議是：第一，進網站找台灣骨科足踝醫學會的會員；第二，看醫生的資歷是不是具有足踝科相關的背景。（台灣骨科足踝醫學會網址：tofas.org.tw）

足踝外科醫師專精小腿到足踝

至於足踝外科醫師掌管的身體範圍，根據書本說法是「膝蓋以下所有關節骨骼肌肉系統」，不過我們主要還是專精於足踝部份。由於腳部的活動跟小腿的肌肉、筋、骨骼都有關係，所以基本上小腿以下到足踝都是我們專精的範圍。

足踝外科的治療方式包含手術、藥物、注射、物理治療等，因為足踝科醫師都是骨科醫師出身，所以手術治療常是主要部份。只是一個好的醫生，一定是從保守治療開始，也就是說，一個好的足踝科醫師，除了診斷及手術以外，對鞋子、鞋墊、復健、運動，都要有所了解，才能夠給病人最好的建議。

此外基於國民健康的福祉，我們應該大力推廣民眾對足踝專科的認識與利用，如此才能讓民眾得到更多專業的治療。這就是為什麼即使足踝醫學在台灣仍屬冷門的科別，但我們仍積極運作足踝醫學會，舉辦各種固定的研習聚會，就是希望台灣邁向先進國家，並讓足踝醫學生根與持續發展。

第三種醫師

研究所畢業口試時，我的碩士論文是「影響自費醫療項目願付程度之因素」這種看起來好像很功利的題目。記得有位口試委員以一種很不屑的口吻，惡狠狠地問我：「我知道的醫生只有三種，一種是只追求自身利益的；一種是除了自己的利益，只講究自己病人的利益；第三種則是除了自己和病人的利益，會顧及整個社會利益的。你是哪一種？」

我還在猜他是不是覺得全部或者大多數醫師都是混蛋，而不知道如何回答的時候，我的指導教授大概深怕我被當掉後還得繼續指導我，趕忙出聲：「我知道朱家宏一定是第三種，你放心好了。」

當年我是有點納悶，這位醫療經濟學的教授為什麼會問我這個問題，但幾年後我逐漸明白了。

不可諱言，如今的健保制度提供了一個極端便利自由的醫療環境，和先進國家比起來，我們可以最快看門診、最快排檢查、最快看專科醫師、最快安排住院手術，也最便宜；但也可能最快被診問請出來，在你都不知道為什麼要手術的時候，你已經被決定下週開刀，甚至就是明天。

在現有的健保制度下，有些外科醫師傾向趕快手術，才能感覺到自己「在治療病人」並拿到酬勞，也就是第一種醫師。

另外有些醫師則會考慮一下，雖然與自身利益衝突，但會建議患者考慮保守治療的可能性、手術的可能併發症及後遺症，但只要健保有給付的檢查及治療，就會儘量給患者用。「只要我的病人高興就好了。」這是第二種醫師。

第三種醫師，就是除了會和患者解釋手術的風險及所有治療的可能性以外，還會阻止患者做一些沒有明顯效益的檢查及治療；有時會為了不開檢查單而和患者爭得臉紅脖子粗，長篇大論地和患者解釋健保費率及檢查治療的昂貴及其適應症的狹窄。

這些顧及整個社會醫療資源的成本，卻自我毀滅的行為（沒手術、沒檢查，就沒有酬勞），花費了醫師診間寶貴的時間，但有時只會換來患者的不諒解，拋下一句：「我也是有繳健保費的！」

個人從事足踝外科醫療工作歷經二十餘載，累積了這麼多年的經驗及學識，深深覺得疾病的診斷及治療並沒有那麼困難，但難的是和患者解釋醫療的不確定性及要求病人理解和合作，可謂是「做事容易做人難」。常常患者要的是仙丹，但我只能給出合理的解釋、合理的治療及合理的後果推斷，複雜的腳痛從來都沒有容易的答案。本書除了足踝的醫療保健知識之外，我也夾帶敘述醫療問題後面的社會經濟背景，期待讀者多一點興趣，而不只把本書當作腳踝疾病的工具書而已。

期待本書也能增進醫病溝通並促進大眾預防足踝疾病，最後希望大家都能有無病無痛快樂的雙腳。

「眼鏡小醫」的由來

某位實習醫師到醫學中心實習的第一個月，為一位榮民杯杯（伯伯）打留置性點滴，由於杯杯的靜脈很脆很難打，技術又不熟練，在打了五次沒上之後，杯杯終於按了叫人鈴，對著麥克風向護理站大叫：「救命啊！救命啊！有人要害我啊！」

這個實習醫師只好趕快飛也似地逃離病房，拜託護理站的護士大姐來救命。幾天後，這個小醫師收到一紙院方處理病人抱怨的公文，附帶一張杯杯字體工整的信：「數日前遭貴院不合理對待，某眼鏡小醫……。」

對了，我就是「某眼鏡小醫」，為了紀念我第一次理解醫療的不確定性及尊敬那位被我練習了五次的杯杯，多年後我的部落格就叫做「眼鏡小醫の腳ㄚ故事館」，小醫如我也會永遠記得在醫療這條路上永遠都要謙卑和努力。

Chapter

1

常見的腳痛十大迷思

迷思一

氣墊鞋一定有益健康？

當腳變形或有不穩定的狀況，比如腳往內傾斜或往外傾斜很嚴重，如同腰塌陷的人睡很軟的床，腰會塌陷得更厲害，腰就會更痛。鞋子也是一樣，如果腳已經內傾或外傾，當你穿更軟的鞋子時，就會內傾或外傾得更嚴重。

高跟鞋一定對健康不利？

有時候人人攻伐的東西不一定是壞的，而人人稱道的東西也不一定是好的，完全看情況而定。例如高跟鞋。應該大多數人都覺得高跟鞋對腳的健康不利吧！但有些患者因為後跟痛，被診斷出是後跟腱滑囊炎時，我會建議患者：短時間內先吃藥並穿有跟的鞋子。患者大多會很訝異地說，她們平常還故意穿平底鞋，都不敢穿高跟鞋，怎麼醫生給相反意見呢？

因為有跟的鞋子可以暫時將壓力由後足轉移到前足，並改善跟腱與跟骨磨擦的角度，減輕症狀讓跟腱休息，反而是好的。另一方面，高跟鞋將體重的壓力由後足轉移到前足，對前足的毛病，例如拇趾外翻則相當不利。

氣墊鞋是腳痛時的首選？

由於廠商的強力推銷，甚至骨科醫師也推薦，氣墊鞋變成民眾腳痛時的第一選擇。其實這觀念並不一定是對的。

一般的情況是：剛穿上氣墊鞋會覺得很舒服，就像躺上很軟的床一樣。但是，如果你的腳有壓力分布不均的情況時，太軟的鞋支撐性可能就不好，反而讓壓力愈大的地方愈往下沈，腳愈偏愈痛；就像背有毛病的人睡在軟床上，愈睡背愈痛一樣。

當然，某些足部壓力不均的病人，會很訝異他花在氣墊鞋上的錢竟然沒有用，事實上的確如此，愈穿愈痛。但是對病人而言，甚至那也是某些骨科醫師對腳痛的建議。

有些情況穿氣墊鞋的確不如穿支撐性好、夠結實而且讓腳趾有伸展空間的鞋子，才不會適得其反。

當醫師那麼久，「有理說不清」的時候實在常見，有時真的很疲勞。希望民眾在碰到願意仔細說明的醫師時，能多有點耐心聽進去，而不是只想找到仙丹妙藥，這樣既中了那些「推銷員」的計，對健康也沒有幫助。

迷思二 穿寬楦頭的鞋，腳就會比較舒服？

未必。主要的問題在：

◆鞋子如果不好看，你根本就不想穿它。

◆楦頭寬，理論上可以讓腳趾頭比較好活動，可是有些鞋看似很寬，前面腳趾頭下探的空間卻不足，那也沒用。

◆如果楦頭過寬，中足部固定不夠而滑動，會使人不自主地抓腳趾，反而容易造成肌腱疲勞及疼痛。

迷思三 有空多踩健康步道可以養生？

很多人特別相信足底按摩弄到痛對身體才好，在公園裡所謂的「健康步道」上，總可以見到一群人脫了鞋在上面猛踩，造成「台灣特有種足底筋膜炎」。

其實正確的健康步道，是鋪上小型的圓形卵石，而且沒有用水泥敷著固定，絕非台灣所鋪的這種既尖又固著的石頭。如果是可以移動的卵石或砂礫，才能訓練腳趾運動，促進足部健康。

迷思四

舊鞋比新鞋好穿？

一般跑步運動鞋的壽命約八百公里，當鞋子磨損到一定程度，應該要換掉。磨損厲害的鞋，會令腳跟傾斜。為了珍惜舊鞋而繼續穿，腳跟就會更傾斜，可能造成問題。而運動鞋穿久變薄，它的吸震功能也會變差。其實人的適應性很高，有時讓腳自然一些，疼痛也就減輕了，如果真有問題，一定要請教醫生，就這麼簡單。

迷思五

平日不運動，週末運動就夠了？

常常可以看到一些三、四十歲的中年人，年輕時可能是運動健將，但年紀大了之後，因為忙於求學、工作，便疏於運動、鍛鍊，突然有一天忙裡偷閒，便心思重溫舊夢，熊熊跑去從事激烈的競技型運動，如籃球、羽毛球……，忘記自己已經不是十幾、二十歲的少年郎，壓根沒有想到肌肉、肌腱彈力與質量都已經不能跟以前相比。結果在一次帥氣的上籃或殺球，不適當的使力或不平衡的落地後，造成跟腱暴力的拉扯，年輕時可能還可以負荷，但現在就……「啪嚓」一聲，跟腱斷裂了。

國外稱呼這種現象為「週末運動員」，平常不運動，週末才心血來潮，拚命地運動。

這現象提醒我們一件很重要的事情，就是人體的肌肉、肌腱如果要好好使用，一定要有持續的鍛鍊。此外，應常做些重量訓練，訓練肌耐力，否則平常運動量不足，肌肉不發達，卻突然做那些需要爆發力的運動，當然容易受傷。

平常忙碌的現代人其實可以在家中做一些簡單的鍛鍊，如墊腳把重物舉起來，甚至跳跳舞，也是鍛鍊小腿肌肉很好的方式。此外須切記，運動前的熱身與柔軟體操必不可少。

其實人的身體在過了二十五歲後就開始退化，不會再更好了，因此許多需要爆發力的頂尖運動員，二十五歲後也只好準備退休。雖然如此，還是可以靠著持續不斷的運動鍛鍊，讓身體退化得慢一點。

然而畢竟年紀大了，運動是為了健康，而不是為了在美眉、兄弟面前搶面子，所以千萬不要自以為仍是當年勇而逞強。不同年紀及身體狀況，選擇不同的適當運動，才是常保健康之道。

迷思六 鞋子會愈穿愈大，所以要買緊一點、小一點？

如果你的腳還需要去適應鞋，表示這雙鞋子不適合你。以前鞋子的選擇性很少，所以就選比較漂亮的，然後再去適應。現在可選擇的太多了，鞋不合腳、穿了不舒服就不要買。

迷思七

手術後就不能穿高跟鞋？

「能否穿高跟鞋」不僅對許多女性很重要，也是足踝醫師評估開刀結果時，除了疼痛、外形軸向、功能及關節活動角度外，另一項重要的品質指標。

高跟鞋除了增高，在視覺上也可讓小腿比例拉長、腳變小，促進翹臀及挺胸的功能，甚至是許多服務業規定的服裝。說實在的，和古代裹小腳有點像，都可以使女性走起路來搖曳生姿。（見下圖）

因此高跟鞋不但對女性有著難以言喻的

裹小腳圖

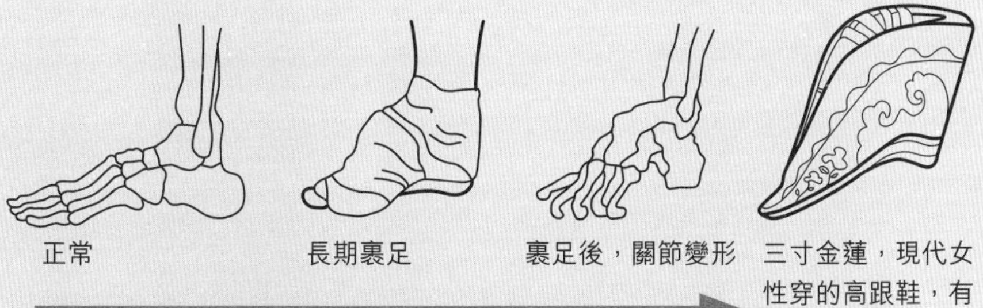

致命吸引力，也是診間常會被高度關切的問題。

既然高跟鞋和腳丫子的關切如此密切，我也想從足踝科醫師的角度，分享一下對高跟鞋的看法。

骨科教科書中直接寫道：「拇趾外翻治療的第一步：改變穿鞋的形式……」如果患者願意這輩子都不穿包鞋、高跟鞋，當然沒問題，但事實上來看診的患者，往往都抱著更多的期待。所以我從來不會直接對患者說：「妳不可以穿高跟鞋，或任何包覆腳趾的狹長鞋子。」這就好像叫患者「不要走路」一樣沒有意義，因為患者做不到。反過來說，如果術後患者還可以穿高跟鞋，是不是也就代表了開刀開得不錯呢？

術後能穿高跟鞋，醫師加五分

美國足踝外科醫學會（AOFAS）有一個評估前足部功能的一百分評估表，其中包含穿鞋的部份：

◆ Fashionable shoes（如高跟鞋等）：得五分。

◆Comfortable shoes（如運動鞋、休閒鞋）：得三分。

◆Modified shoes（訂製的功能鞋）：得零分。

讓妳開完刀能夠穿上時髦的高跟鞋，為什麼會是醫師手術後得五分的一個指標呢？這很清楚地標示出手術的目的，是希望患者能夠追求或有更好的生活品質，甚至可以穿上時髦美麗的高跟鞋，而不是只有止痛而已。

以患者為主的角度出發

曾有位拇趾外翻的美女來求診希望開刀，我問她：「妳的症狀還好，為什麼一定要開刀？」她說，因為她念餐管科系，畢業後投入職場必定得穿高跟鞋。面對她的困擾，我是不是應該像一般醫生一樣跟她說：「妳的情況最好不要穿高跟鞋。」還是發揮醫師的專業，看能不能找到方法，讓她在職場需求下穿高跟鞋不會痛？

另一位女患者的情況是：她在其他地方已經做過踝關節融合術，但是踝關節的角度做得太低了，走路很不舒服，腳跟會打到地上，因而求診，希望能重新手術。在討論時，她要求我能做得比標準的九十度更高一點。

為什麼呢？因為她還是希望能穿「有點跟的鞋」（就是高跟鞋啦）。於是，我們在「高一點點」的期待與現實間拔河，最後，我還是稍微妥協了。一般標準是做九十度，我們做的比九十度高一點，之後，如果她要穿高跟鞋還是可行，因為她可以用中足與前足的關節去帶動一部份，也就是說，這次術後她能夠穿高一點的鞋了，不過缺點是赤腳的時候，腳尖會有一點朝下。

諸如此類的期待，在診間不斷上演，身為專科醫師的我，總是希望盡可能以患者的期待與需求出發，來評量「手術成功與否」。特別是對大多數女性而言，能否穿高跟鞋是許多女性的生活品質指標之一，如果術後妳可以穿回高跟鞋，表示醫師的技術有幫到妳，讓妳有時候也能穿穿高跟鞋，愛美一下！

畢竟，最終使用者還是患者，最後的結果是他必須天天面對的，所以，醫師必須站在「人本醫學」的角度上，以患者為主來考量所有可能的建議方案與風險評估：

如果不是真的有必要的話，妳是不是可以改變穿鞋的方式？通常就可以改善前足的一些問題。

如果妳認為真有必要，手術也可能是其中的一個選項。手術會有哪些缺點、優點？成功率有多少？可以穿高跟鞋的機會有多少？穿了以後會痛或是不會痛的情況有多少……？

最後，這一切則要看患者自己如何看待這件事情。

選擇合適的高跟鞋，適度使用最重要

身為足踝科醫師，我認為高跟鞋不會比抽菸還糟，而且不會影響別人，最壞的情況是妳的腳可能比較容易退化。這也是現代人的通病，因為腳趾頭全被鞋子包覆住，沒有使用，穿高跟鞋不但腳趾頭沒有用到，甚至還用反方向去扭曲，比正常走路型態更顛倒，因此在多年過度使用下，退化或變形的情況會更嚴重。

不過我們也該理解，若只有社交時使用，而平常又有運動的習慣，腳趾頭也有每天動一動，那麼穿高跟鞋也不會多糟啦！

其實，高跟鞋就和腳踏車一樣，都是為了達成某種目的的「工具」而已，腳踏車是一種交通、健身工具，高跟鞋則是一種社交工具。既然是工具，首要考量就是選擇適合自己、承受得起的，最重要的還是要注意適度使用。

穿高跟鞋會穿到出問題，主要是人為因素居多：

◆穿太久（過度使用）：就像飯吃太多也會生病，穿高跟鞋時，腿部肌肉及韌帶都必須要有更大的力量，才能夠平穩地步行，這需要慢慢鍛鍊，否則很容易受傷。

◆穿的場合不對：比如逛街、郊遊、爬山穿高跟鞋，眞是找死。

◆小孩子穿高跟鞋：青春期之前的小孩因爲骨骼發育尚未定型，不要害他了吧。

穿高跟鞋沒有對或錯，只有合不合適

基本上，我並不是那麼鼓勵大家常穿高跟鞋，但是，我也不願見到把所有足部疾病的原罪都怪到高跟鞋上，因為這觀點也是不正確的。

有人說穿高跟鞋會背痛，但有研究顯示穿高跟鞋其實對背痛沒有那麼大的影響。我也曾刻意去查看穿高跟鞋會不會造成膝蓋痛，有研究以肌電圖測量大腿肌肉的電波變化，探究穿高跟鞋的人，坐下後站起來那一瞬間，肌肉用力是否會不平衡而導致膝蓋痛，結果顯示也沒有相關。

雖然穿高跟鞋確實有缺點，因為後跟提高，壓力都集中在趾蹠關節上，對前足的壓力過大，容易造成拇趾外翻、甲溝炎等狀況。但是相對地，它也可以暫時舒緩某些疾病的不適感，比如說足底筋膜炎、跟腱炎，或是某些偏前方的踝關節毛病，穿高跟鞋可能還比較舒服一點。

這也就是我常說的：沒有什麼對或錯，重要的是要了解疾病產生的原因，理解可能產生的後果，之後選擇你最適合的方式去做又何妨！

迷思八

孩子腳跟痛是在「轉大人」？

跟骨骨骺炎（骨端炎）是一種好發在學齡期的足踝疾病，可能不會危及生命，但這種毛病卻常常是家長很擔心、帶小朋友來足踝門診的原因之一。

「轉大人」跟生長板有關係？

很多人在成長過程中，一定有類似的經驗：當邁入青春期，家長為了讓孩子們順利「轉大人」，會到處求方，尋找可以促進小孩子生長發育的藥方，進而讓小孩子長得更快、更高。

但是有些小朋友在「轉大人」的過程中，也許足跟會感到斷斷續續的疼痛，過去這都被歸咎為「生長痛」，甚至還沾沾自喜地以為：「一定是『轉大人』的秘方發生作用了，讓孩子長得太快所以才會痛……」

到底什麼是「轉大人」呢？從骨科醫師的角度來看，其實「轉大人」是個似是而非的觀念。

位於小朋友的四肢骨與脊椎體中，有所謂的生長板，具有不斷增殖、分裂的作用，這就是小朋友「長高」的關鍵。各個關節的生長板有其骨化中心（日本稱為骨端核），約出現於四到七歲，大概十六到十七歲時就會閉合。閉合後，人就不會再長高了。當然，各個部位骨化中心的出現、閉合時間都不盡相同。

所以，所謂的「轉大人」就是生長板已經密合、成熟的狀態，當到達這個狀態後，人也就不會再長高了，為何說「轉大人」這個觀念似是而非，道理就在這。父母們用盡辦法讓小朋友「轉大人」，反而是讓生長板提早密合了。所以，一旦順利「轉大人」，那也就代表這位小朋友不會再繼續長大了……很弔詭吧！

那有什麼辦法能延遲生長板的密合時間呢？老實說，還是要「吃得飽、睡得好、沒壓力」。有些人會利用生長激素來刺激身體，但生長激素本身是一種荷爾蒙，而身體內部就有荷爾蒙的調節機制，所以對身體來說，這種外來的荷爾蒙會有些許危險，就醫生的專業立場，我並不鼓勵使用。

舉個簡單的例子，一樣是華人，為何自小在國外長大的ABC，感覺都比較高、比較壯？其實這不是錯覺，是根源於成長環境的關係。若孩子在成長時，也能有類似的環境，就不怕長不高。所以，若想要孩子又高又壯，請記得多運動、生活規律正常，才是長高的不二法門。

在發育期間，除了要注意小朋友能否長高外，也千萬不要忽略了「莫名其妙腳痛」的現象；如果你家小朋友老是抱怨腳跟痛，很有可能是「骨骺炎」所致。

骨骺炎與生長板的密切關係

骨骺炎不只發生在跟骨。基本上，只要有生長板的地方，就有可能會因為使用過當引起骨骺炎，但腳跟因為是運動、活動時應力最大的地方，所以也最容易發生跟骨骨骺炎（見下頁圖）。

對多數人而言，它是很神秘的病，也常常會被誤診為足底筋膜炎，可是它與足底筋膜炎的症狀卻不盡相同：

◆骨骺炎的痛較爲分散，不像足底筋膜炎的痛點集中在腳底。

◆若不小心引發了骨骺炎，可能多休息後症狀就會緩解，不像足底筋膜炎，每天一下床就會痛，腳踩踏時也會不舒服。

骨骺炎到底是怎麼發生的？主要是運動太過劇烈所致。根據研究顯示，骨骺炎的好發族群，多是八到十一歲的男生，女生就比較少。因為這階段的男生活潑好動，患骨骺炎的機會較高。

除了腳跟外，還有哪些地方容易發生骨骺炎呢？

基本上，腳掌前端的蹠骨頭也會產生骨骺炎，有時候甚至會延伸到成人階段，形成慢性問題，最後甚至要進開刀房。反而常見的跟骨骨骺炎，還不至於會因為延遲治療讓病症惡化到這麼嚴重，一般保守治療就可以有不錯的效果。

此外，髕骨韌帶與膝蓋連結處也有生長板，發炎後就形成「少年跳躍者膝」或「脛骨結節骨凸炎」（Osgood-Schlatter disease）。另外，像少棒選手因為手肘使用過度頻繁，扭轉過劇，容易患少棒肘，都是類似生長板的疾病。

跟骨骨骺炎

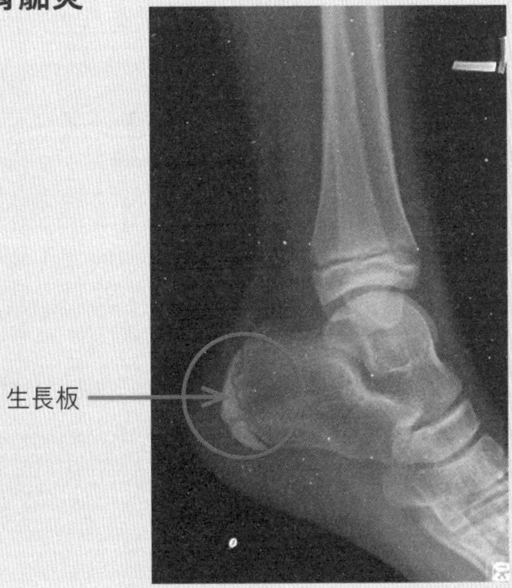

骨骺炎並不嚴重，觀念正確最重要

其實，只要有正確的觀念和因應態度，骨骺炎並不是很嚴重的疾病。

首先就是要多休息，復原後，也不要忘記運動一定要適度，不要過頭。

其次，選擇一副適當的鞋墊，會對症狀的緩解有很大的幫助。比如說，市面上一些矽膠材質的「足跟鞋墊」（非足弓）就是不錯的工具；它可以幫助小朋友的腳跟提高，力量就會向前分散，足跟的壓力就會減少；此外，矽膠還可以有效分散每一步的力量，運動時會覺得比較舒服，沒這麼痛。

再者，做做腳跟肌腱的牽引運動（stretch），將腳跟腱拉軟一點，與足底筋膜炎的牽引運動很類似，目的就是不要讓腳跟那麼緊，對腳底撞擊力就會下降。

最後，就是家長應該具備正確認知。一旦小朋友發生了莫名其妙的腳跟痛，要了解，它非常有可能是骨骺炎而不是足底筋膜炎，但也有可能是腫瘤，甚至是肌腱斷裂、感染等等，雖然後者情況非常罕見。若要排除這些情形，找出正確原因，就應該要尋求專業醫生協助，照X光來確認。不要再相信一些錯誤的觀念，如「生長痛」、「轉大人」、「轉骨方」等等，或者在情況還不明瞭的時候，就跑去找國術館、民俗療法「喬一喬」，這樣只會讓病況越來越糟，花錢、耗時，又不濟事。

基本上，骨骺炎並非太大的問題，但確實對一些好動的小朋友病人會造成困擾，危害生活品質。經過正確診斷和有效治療，大部份病人復發回診的機會並不大。等年紀再大一點，骨化中心開合之後，這些問題自然會隨風而逝。

所以，不要再相信沒有根據的傳說，小朋友遇到莫名的腳跟痛時，也不要再當成「轉大人必經的生長痛」來處理，以免有所延誤，為了降低困擾，應建立正確醫學認知，一旦發生狀況，立即尋求專科醫師的診治才是正道。

迷思九 糖尿病足很難照顧？

不可否認，「截肢」確實是糖尿病足的終極治療，但是，「早期治療」及「對糖尿病足建立正確的認識」絕對可以挽救糖尿病患者免於截肢的下場，並增進其生活品質。那麼該怎麼做呢？

糖尿病足最重要的是「恢復功能」

翻開坊間許多糖尿病足的相關報導，多從「傷口觀點」來論述，因此九成以上的資訊都集中在控制血糖與傷口修補兩個觀點，其實在頭尾兩端中間，還有著一大段醫療救治的空白被大家所忽略，這就是在面對糖尿病足時漠視「功能觀點」的結果，以至於在糖尿病治療及衛教上，許多細節被忽視，患者的生活品質也就不佳。

何謂「功能觀點」？事實上，關於糖尿病足的醫療，最重要的應該是功能的恢復，而不單是只做傷口的處理（只求傷口癒合、不流膿）；而腳的最大功能其實是走路，不是擺在那裡好看。

曾經有一個八十幾歲的糖尿病足阿嬤患者，因第二趾壞疽切除，傷口無法癒合，由於血液循環很差，經過兩次傷口縫合還是失敗。最後因為她還是很想回家，只好教家屬換藥方法後讓她出院。

對她來說最重要的事不是傷口痊癒，而是「可以回家並可以走路」。經過幾個月的門診追蹤，傷口仍沒有完全癒合，但她並沒有什麼抱怨，還是開開心心的。如果我們強迫她留院再多次清創，甚至再截除一部份肢體來增加傷口的癒合機率，她卻因此要多待在醫院幾週到幾個月，這樣她會比較快樂嗎？

足部因糖尿病而引發的四種病變

要進一步談論糖尿病足的來源，就必須先知道糖尿病足的四種病變：心血管病變、感覺神經病變、交感神經病變、運動神經病變。

前兩項在一般的糖尿病衛教都有指導病人，所以患者及家屬大概都知道糖尿病的人血液循環不好、傷口不易癒合，也知道糖尿病者的感覺較麻木，要小心泡熱水時不要因沒感到熱度而燙傷皮膚等。

然而，後兩項的問題就較少人知道了，但其實自律及運動神經的問題也很重要，了解這些病變可以讓我們更知道如何保護腳部。

◆**心血管病變：**糖尿病患者的微血管循環不良，故位於人體末梢部位的足部傷口容易壞死、感染。因此任何一個小傷口都不可忽視，必須積極治療，降低感染機會，許多截肢都來自於剛開始的一個小傷口。

◆感覺神經病變：因爲感覺神經受損，所以當外來刺激碰觸糖尿病患者時，常會麻木、麻痺而不自覺，一旦有傷口，也往往因爲不感覺痛，所以容易忽略治療而讓傷口更加嚴重。

◆自律神經病變：這是最容易被輕忽的一種。自律神經主要是控制人體血管的收縮放鬆、流汗和皮膚油脂分泌，故當自律神經病變受損時，人體面對外在環境的改變的調節能力會降低，所以皮膚容易乾裂、抵抗力降低，局部也容易微血管壓力調整不良，而更加重血液循環問題。

◆運動神經病變：當糖尿病患者運動神經損壞時，容易出現肌肉張力調節不良，而有爪狀足、後跟腱攣縮、垂足等症狀，腳的壓力點也因此隨之改變，許多原本不該突出的地方會突出，長久下來，不正常的壓力點，因鞋子及地面等磨擦及重壓，就容易受傷、潰爛。

日本有醫院以最新的觀念評估醫生是否適任時，是以「病患生活品質有沒有進步」做為評估醫生治療效果的標準。相對地，國人對糖尿病足的認識，卻仍停留在低層次的傷口修補、腳行走的功能是否恢復；或是傷口看似好了，但只要行走就很容易又受傷……等。實際上並不那麼在乎患者的生活品質，這樣的治療又有什麼意義呢？

醫師應該採取更積極的方式診治糖尿病足，讓患者可以建立正確的認知，及早治療，而不是讓患者頭痛醫頭，腳痛醫腳，一味地透過吃藥控制血糖，等到傷口潰爛不堪時，才去找整形外科做傷口的修補，結果導致從未真正地對症下藥、從根源診治處理，讓患者週而復始，痛苦不堪，豈能顧及生活品質？

其實許多糖尿病的患者已經有腳的變形，雖然沒有傷口，也不會痛，但醫師還是可以考慮手術調整肌腱改善垂足、爪狀趾，或調整骨頭的突出，降低穿鞋的困難及未來潰瘍的機會。

近七十%糖尿病足病變是因為穿錯鞋

除了注意防護外，萬一不幸罹患糖尿病足該怎麼辦？根據日本東京女子大學調查資料顯示，糖尿病足病變的前三大直接原因分別是：鞋子的問題佔百分之六十九，燙傷佔百分之十九，外傷佔百分之七。

不可思議吧！所以對糖尿病足患者而言，如何判定自己的病徵程度，以及如何選一雙適合的鞋，絕對是最重要的。

神經病變的程度及鞋子的關係可以這樣判斷：

◆**零級**：未有任何神經病變現象產生。患者仍可穿一般鞋，不過最好每年進行例行檢查。現階段還不需要藉助於足踝專科診治。

◆**一級**：以一根小針刺患者相距約零點五公分的皮膚，患者要是無法分辨，以爲針是刺在皮膚同一個部位，這就表示患者已經有些微的神經病變。此時患者絕對禁止穿高跟鞋，只能穿運動鞋、休閒鞋。進入這個階段最好能尋求足踝外科專科醫師的積極性指導，每半年檢查一次。

◆**二級**：曾經有一根趾頭截肢或有潰瘍（非足底潰瘍）。這階段的患者必須穿著糖尿病足專用鞋，每四個月檢查一次。

◆**三級**：曾經傷口破一個大洞，或已經截肢兩肢以上，腳的形狀已經變形。進入這個階段的患者，必須穿著訂製鞋，並考慮找骨科足踝次專科醫師予以協助。此外，還必須每兩個月定期檢查。

組織壞死不能復生，別成為醫師圈養的乳牛

當糖尿病足患者不可避免地有了傷口，或甚至有潰瘍的症狀，主要的處置方法就是「清創」，將壞死、感染的組織刮除。如果傷口感染嚴重，軟組織缺損，就可能不得不走到截肢這一步。

我常對病人說：「人死不能復生，組織壞死也是一樣。」徹底清創是最基本的，因為若沒有將壞死的組織一次清除乾淨，壞死的組織將成為細菌的溫床，很容易擴大感染到原本健康的組織。所以，清創手術除了必須徹底，也要考慮如何關閉傷口，之後如何穿鞋、穿義肢。

無奈，健保是採以量計價的制度，於是許多糖尿病患者淪為某些醫師圈養在牛欄裡的乳牛，定期抓出來擠奶；例如進行清創手術時不切除乾淨，今天處理一下，放回牛欄，明天再處理一下，甚至截肢亦同……，只因手術進行愈多次，健保給付也就可以領得愈多。再加上國內醫療轉介制度未盡完善，以致某些醫師還會抱著「自己養的乳牛怎能讓給別人擠奶」的心態，內科醫師不會轉給外科醫師，外科醫師不會轉給足踝骨科醫師，有時候血管阻塞，還需要心血管外科的幫忙，傷口才有

可能好。

整體來看，糖尿病應該是一個團隊的病，需要多科的會診與分工合作，病患才能得到較完善的診療。

在這樣的大環境底下，患者必須自己建立足夠的知識，能夠自行判斷、找對病症的分科，以免淪為某些醫師所圈養的乳牛，在牛欄裡住很久……很久……。

「眼鏡小醫」的由來

糖尿病患者選鞋的注意事項

雖然神經病變還在零級及一級的患者不需要穿特別的糖尿病鞋，但選鞋時還是盡量符合糖尿病鞋的精神。

- ◆ 鞋子前面的「趾盒」（放腳趾頭的地方）一定要夠寬夠深，最好可以讓腳趾稍微在裡面活動。許多人合併有爪狀趾，容易在腳趾的背部磨擦鞋子而潰瘍。
- ◆ 鞋底要夠軟，但支撐又要夠，以免中足的變形更嚴重。如果已有變形，可能要考慮訂做鞋墊。
- ◆ 中身要有鞋帶或扣帶可以調整鬆緊，不可因太鬆而滑動，也不可因太緊而影響血液循環。
- ◆ 包住腳跟的部份要夠堅固，不可讓腳跟在裡面晃動，產生更多磨擦。
- ◆ 鞋子要夠輕，降低糖尿病者因肌肉無力及攣縮所造成的影響。

迷思十

凍甲（甲溝炎）拔掉趾甲就會痊癒了？

嵌甲又稱甲溝炎，俗稱凍甲，意指腳趾甲嵌進肉中，造成疼痛、感染化膿，患者通常有下列其中一項到多項的發病原因：

◆因爲工作關係，長時間必須穿著包覆過緊的鞋子。
◆不當的趾甲修剪。
◆先天性的甲面過寬。
◆捲甲：因拔除趾甲或過度修整。
◆因扁平足使大腳趾容易著地，以及產生壓力磨擦甲床邊緣引發。

凍甲無論在醫界或一般認知，都只是一個小問題，正因為如此，它的醫療體系反而比較不完整，給了許多另類醫療見縫插針的機會，病患本身也很容易輕忽大意，或者抱著「反正給醫生看，也不過爾爾」的無所謂心理，四處亂投醫，這其實是很糟糕的，因為若沒有正視凍甲並處理好，絕對會讓患者如芒刺在背，終生困擾。

正確剪趾甲，從此與「凍甲」絕緣

在凍甲還沒有很嚴重時，包括部份整形外科、美容科在內的許多人，可能都會建議患者去找美甲、沐足或上海澡堂師傅，把嵌進肉中的邊緣趾甲挖出來剪掉，然後把細縫中的污垢清除乾淨，馬上就舒服了。

但是這樣修剪後的趾甲，就變成尖尖的三角形，因為沒有了趾甲的覆蓋，邊緣的趾肉自然會往上翻，等新的趾甲往前生長的時候被趾肉擋住，反而會更容易造成嵌甲的問題，形成惡性循環，結果使患者一再花錢修剪趾甲，但問題始終無法根本解決。

事實上，只要大家能養成良好的足部衛生習慣，就可以解決大半的問題，有兩大要點：

◆把趾甲邊緣清理乾淨。

◆剪趾甲切勿往內挖，要沿著趾甲前緣平平地剪，留下可以抵抗旁邊軟組織的趾甲。（見下頁圖「正確剪趾甲」）

甲溝炎所引起的紅腫、化膿，大部份都是患者輕忽的結果，如果在甲溝炎稍微有點發炎傾向的時候，就把趾甲邊緣清洗乾淨，其實症狀就可以改善許多，之後再塗點新黴素的抗生素藥膏或口服抗生素，就不會需要將邊緣的趾甲剪掉，也就不會進入瞎整凍甲的惡性循環裡。

但是要求患者每天把凍甲清理得很乾淨，很多人都會嫌麻煩，加上若是「捲甲」，清理趾甲是有點困難，所以有的人希望能尋求一勞永逸的方法。

凍甲其實根本不需要拔趾甲

為什麼有些凍甲患者會視就醫如畏途？原因在於某些外科醫師一看到甲溝炎，不由分說就「唰」一聲拔掉它，這

正確剪趾甲

平剪：沿著趾甲前緣

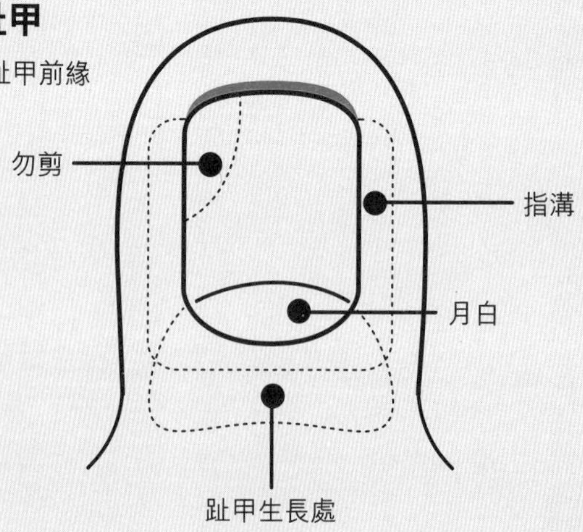

椎心刺骨的疼痛不說，要重新等到趾甲長滿覆蓋腳趾，至少也要四到六個月，這期間洗澡、穿鞋……都不方便，更不用說缺少趾甲的保護，容易引發感染。其實，除非甲床潰爛，否則不一定需要拔趾甲，何況拔趾甲乍看徹底，但也是種治標不治本的方法，等趾甲重新長出來，還是有嵌甲的可能。

我曾看過許多病人，因為拔趾甲而使趾肉暴露在沒有趾甲的狀態之下，平常踩著踩著，沒有趾骨支撐的趾肉就一直往上捲，拔過幾次趾甲後，他的腳拇趾便呈現一種奇怪的形狀，像鉗子一樣前面尖尖的，在國外叫鉗型甲（pincer nail）。這也是為何我要強調趾甲的切除一定要在有限度的範圍內，因為人體的構造有其基本的平衡，隨意的破壞

亂拔趾甲造成趾甲生長困難

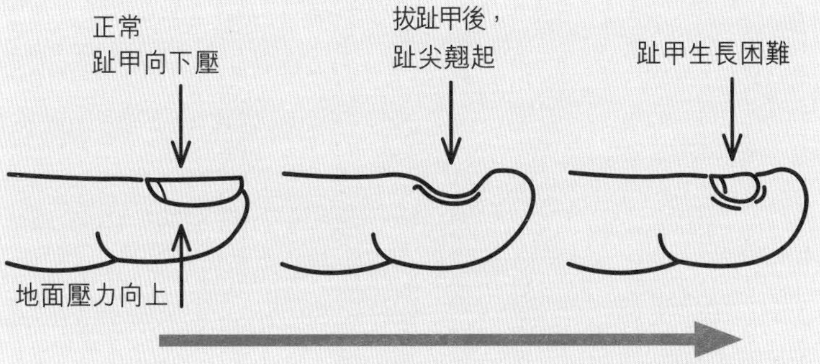

可能會造成永久、不可逆的後果。（見上頁圖）

手術以外的治療法：雷射、冷凍、人工甲片

由於凍甲患者對外科手術心懷恐懼，造成手術以外的治療方法應運而生，大致可以分為兩種類型：

◆**將感染、發炎的組織破壞：**通常是以雷射燒灼的方式將感染的組織切除，因為不用開刀，當然就比較不會痛，但是這種方法有其侷限，那就是無法深入到甲床裡面，所以長出來的趾甲仍可能是捲的，而使凍甲復發。另外也有人使用一種「冷凍療法」，原理類似，以低溫使感染組織壞死脫落，但也有相同的侷限，且精準度可能還不及雷射。

◆**利用人工甲片將捲甲拉平：**這種療法也有人稱之為「水晶指甲」，原理是利用類似記憶金屬的人工甲片，黏在凍甲上（見下頁圖），因為記憶金屬會有回復原來形狀的慣性，所以能提供拉力把捲曲的趾甲拉平。因為是間接治療的關係，所以治療效果會比較緩慢（六個月以上），價格既不便宜，也同樣無法深入甲床，加上

平常塗個指甲油都有破壞趾甲的可能，何況使用「水晶指甲」整個覆蓋在趾甲上？這點是患者必須要考量的。

如果患者的凍甲沒有趾甲形狀奇怪的限制，加上對手術又十分反感，那選擇以上兩種方式不失為一種中庸的做法，但這些療法終究無法治本，難免會有復發的可能，所以我個人還是比較建議患者進行「甲床整形術」。

根治凍甲：甲床重建手術

甲床整形術，又稱「楔狀切除術」，因為大部份甲溝炎只是邊緣有感染，只要把邊緣趾甲削掉，再將感染組織切除，然後一路深入內部把甲床破壞掉（見下頁圖「甲床重

記憶金屬捲甲矯正

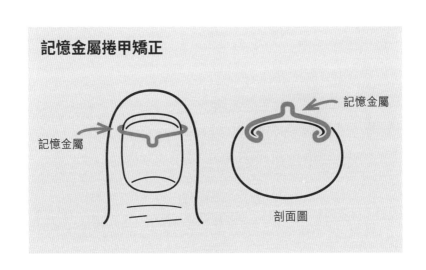

建手術」），將來長出來的趾甲就會比較小片，也不會再有捲甲藏污納垢的問題。

而且這種「甲床整形術」屬於門診手術，局部麻醉，切除多餘組織、縫兩針即可，絕對不是大家所想像那樣痛苦的手術，病人常反映比拔趾甲還不痛。

有凍甲困擾的人，在選擇醫療方法時，一定要有基本知識，不要只是拔趾甲了事，之後可能會帶來無盡的煩惱。

甲床重建手術

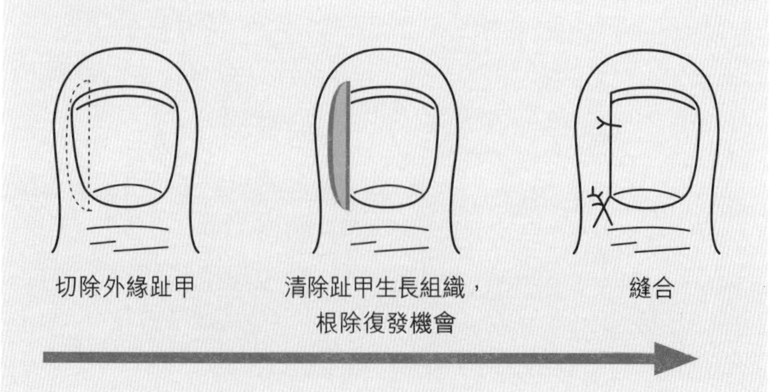

Chapter

2

腳、鞋子、鞋墊與你

01

從腳看人類歷史文明

不知道各位是否能想像這樣的經驗？在一個密閉且暗無天日的空間之中，忍受著濕熱與沉重的壓力，還得全年無休地每天工作八個小時以上！到底是什麼人這麼命苦？是第三世界童工？還是礦坑工人？

如果說這樣的經驗其實每天都發生在你我身上，你能相信嗎？

沒錯，不用懷疑，忍受著這樣非人道待遇的正是每個人都擁有的一雙「腳」。

我們的腳，每天平均要承受五十萬公斤的壓力（五十公斤x一萬步），我們卻時常把腳包覆在像棺材一樣不易透風的鞋子裡，忍受著攝氏三十七度以上的高溫與濕氣，更別提鞋子裡面薰天的臭氣，各位不覺得太虐待自己的腳了嗎？

腳是人類文明發展的重要利器

不只從醫學的角度看腳很重要，從其他學科來看也是一樣，甚至可以說，腳正是人之所以為人的重要關鍵。

數百萬年前，若不是海底生命演化出類似「腳」的器官爬上岸，就不會有存活在陸地上的動物；而若不是由「四足」演進到「雙足」，人類也無法發展出靈巧的雙手，成為「萬物之靈」。而且人類的「腳弓」設計是非常

腳的進化圖

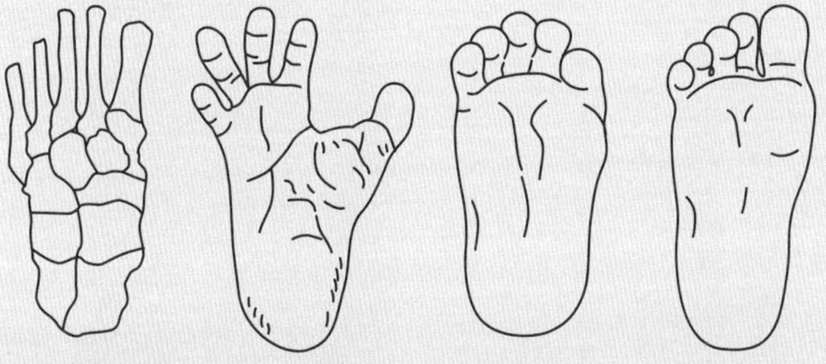

人猿
數百萬年前的人猿化石，第一、第二蹠骨間距離縮小、穩定，證實為二足行走的物種。

猿猴
第一、二腳趾分開，可抓握物品，但行走困難。

猩猩
以腳掌行走，但無足弓，行走距離較短。

人類
已有足弓穩定結構，可長距離行走。

獨特的，既穩定又有彈性，能維持平衡與承受壓力，且抗磨損，就算走很長的距離都不會損耗。

歷史學家斯塔夫里阿諾斯曾表示，歷史上的高等文明都集中在歐亞大陸，原因就在於歐亞大陸上的古代文明，從幾千年前可以經由「腳」進行文明間的溝通與競爭，所以文明發展要比其他地區高出許多，因此我們可以說：要是「腳」沒有這麼良好的設計，就算人類最終能以發達的大腦克服交通的困難，人類今天的文明發展至少也要倒退上千年。

「腳」是精密度最高的作品

一般人可能會這樣想：「腳」不就只是一塊肥肥厚厚的東西支撐著身體嗎？其實不然，在這一塊肥肥厚厚的腳掌中，包含了二十六塊骨頭、五十六個關節與一百一十八根肌腱，而且在頂多十平方公分大小的足踝關節面上，必須承受走路時兩倍，跑步時六倍的身體重量，其在工學的精密度上，是人體其他器官難以匹敵的。

即使是科技如此發達的今天，機器人仍無法完全模仿人類的雙足，頂多只能在平地上行走，如果碰到崎嶇不平的路面，還是只能依靠輪子，因為足骨是由二十六塊骨頭以極細密的方式排列，特別是第一蹠骨和第二蹠骨與附骨的關節讓人類腳掌更形穩定，才能夠進行吸收震動、自我調適與修補等許多精密的動作，否則就跟踩高蹺或卡通中的無敵鐵金剛一樣，只是一整塊金屬，怎麼能在崎嶇的路面行走？

更何況，當我們每跨出一步、踩在地上時，「腳」就會做紀錄，隨時調整、改變其模式，以因應走路、跑步或下次需要用到腳時的準備狀態。如果有某一區域受損，腳的步態自然會調整，避開受損區，等待其恢復，因此某些原住民的赤腳跑者，可以連續奔波數日追捕獵物，腳卻不會受傷，即是此理。

愈深入我們愈會發現：「腳」真是一個不可思議的器官，具有高度的人體工學智慧，腳掌可以感應地面做出調整，現代人卻只走在人工鋪平的路面上，這不就跟機器人沒兩樣了嗎？豈不太過浪費，也產生了廢用造成的文明病。

此外，由於現代都市人長期穿鞋走在平坦堅硬的地面上，腳掌內部，連帶腳趾的肌肉韌帶、肌腱都沒得到適當的鍛鍊，再加上肥胖等因素，現代文明的腳病，例如拇趾外翻、先天性扁平足、爪狀趾、足跟痛、跟腱炎等等，就更常見了。（見下頁圖「腳部常見疾患」）

要是人類沒有了腳，就只能坐困小小的方寸之地，要想四處旅行體驗這個世界，就會大大的不便呢！所以腳可說是除了手眼以外，人類接觸這個世界最重要的媒介。機車、汽車等交通工具，雖然使我

腳部常見疾患

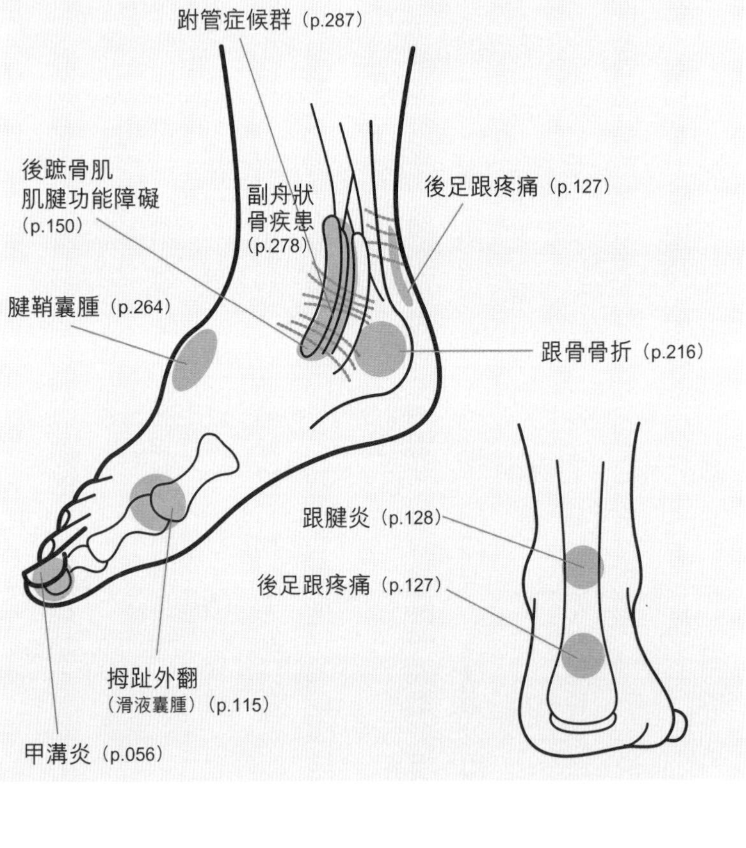

們更方便、更快速地到達更遠的地方，但也難免像走馬看花般剝奪了近距離接觸的樂趣。

腳就是用來走的，走路是人類最最自然的運動，「現代人」，你為什麼不走呢？

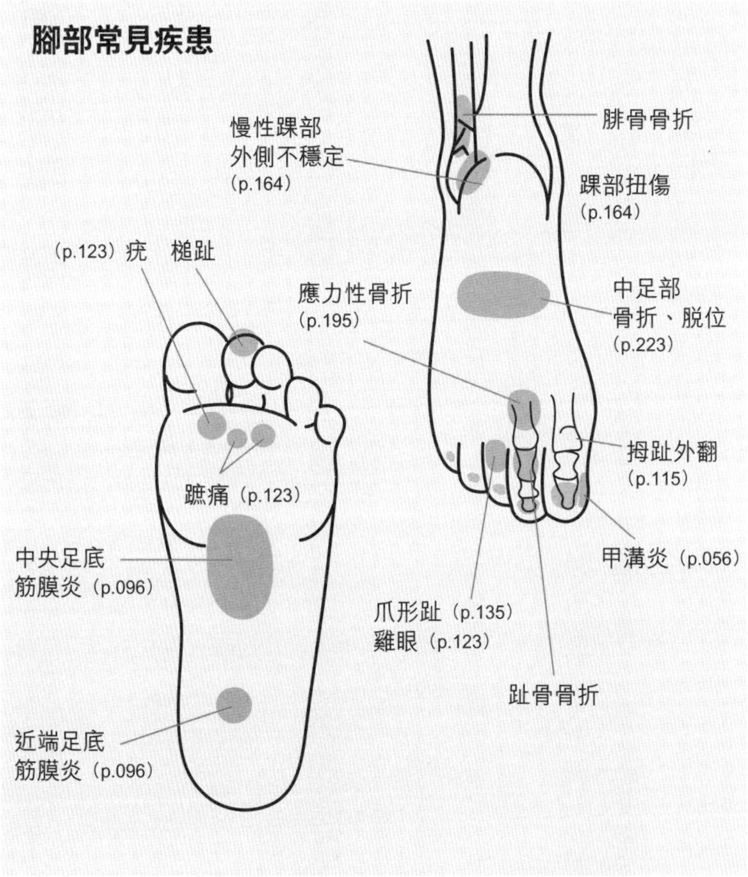

02

天天運動腳趾，老化慢點來

根據一項加拿大的研究發現，排除掉所有其他影響健康的相關因子（例如收入、教育程度、醫療資源等等），都市化發展程度較高的都會區民眾，和相較之下發展較低的鄉鎮居民比較起來，都會區民眾反而更健康。

這豈不是跟一般人的理解恰好相反嗎？論文研究者解釋，這是由於高度發展的都會，擁有發達的大眾運輸工具，人們習慣走到車站搭乘大眾運輸工具上下班，無形當中走路的機會比開車的人增多，身體自然也就更加健康。

一個社會對「腳」的重視，可以看作一個社會對生活品質的重視。不少人強調鍛鍊心肺功能的重要，卻少有人想過，如果缺少了雙腳的移動能力，就算有再強的心肺功能，你又能到哪裡去體驗這個豐富的世界呢？

每天五分鐘，做做腳趾健康操

人類的祖先──猴子或人猿，他們腳的靈活度可是不下於手，猴子在樹上生活，腳掌必須可以跟手掌一樣牢牢地抓住樹枝跟樹幹。所以腳最原始的設計就是能抓取東西，是一個具有高度靈巧度和活動度的器官。此外，就算是非樹上活動的靈長類如原始人或大猩猩，也必須利用強韌而有抓力的足部，才能在崎嶇不平的大地上推進。當腳骨折受傷時，以往骨科的舊觀念往往是將受傷的腳打上石膏後，就叮囑不要動、要休息、避免活動，幾個月後，腳的外觀好了，治療也就跟著結束。但功能是否能恢復呢？

許多病人因為骨折或變形接受復位固定或重建手術，有幾週到幾個月不能踏地，等到要踩地時，往往會有異常的疼痛及腫脹感，患者問我多久才會恢復？我說：「唯有多走路才會恢復，腳是活的，不是機器換了零件就會好。」

現在隨著科技的進步，在醫療上希望達到更積極的使命與意義，不再只著重於外觀上的復原，同時希望照顧到功能性的復健，所以在創傷骨科的新觀念帶動下，一旦骨折，除了進行良好的固定復位之外，還必須讓腳及早活動，以避免功能弱化。因為「腳」是神經、肌肉回饋非常頻繁的地方，必須時時刺激才不會讓它的功能退化或變得遲鈍，所以要擁有一雙健康的腳，就必須多活動。

總而言之，我們應該要常常訓練腳掌與腳趾頭，每天至少花五分鐘讓腳踏在土地或地板上動一動，以維持腳的機能健康。因為腳趾頭連結著許多肌腱，如果缺乏使用，很可能造成一些後天的毛病，如開張足、後天性扁平足等。動動你的腳丫子，試試看（見下圖）：

◆**第一步：**將你的腳趾頭往下捲曲。

◆**第二步：**張開你所有的腳趾頭。

◆**第三步：**放鬆腳趾頭。

每天五分鐘，腳指健康操

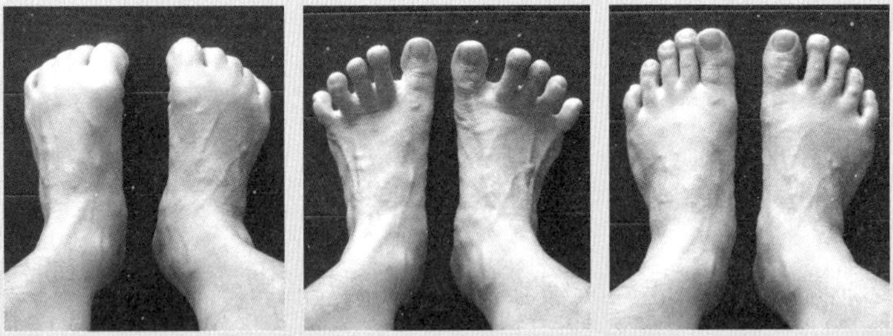

屈曲　　張開　　放鬆

如果你沒辦法輕易做到以上這些動作，可能因為長期疏於照護，已經有腳部內外肌肉不平衡的問題了！沒關係，從現在開始也不遲，每天花五分鐘讓腳趾做做健康操，善用「它」原始精緻的功能設計。

腳是第二心臟，走路則是最好的藥

再者，若能養成健走的運動習慣就更好了。

幾千年前，走路就被醫學之父希波克拉底稱為「人類最好的醫藥」，近代則已有許多研究證實，有規律的健走計畫，可增進身體所有部位的健康。

有許多人以慢跑作為長期健身的運動，但其實跑步與走路是完全不同的步態，跑步帶有跳躍的動作，兩腳會同時離地，而走路則有比較平均的壓力負擔，兩者之間的壓力負擔相差了三倍以上。如果擔心跑步會使你的關節過度負擔，走路還是最好的。

美國總統艾森豪的心臟外科主治醫生保羅・懷特博士，也提出了「腳是第二心臟」的說法——走路可以將血液由下肢擠回身體，就像心臟的功能一樣；所謂人的老化是由雙腿開始，鍛鍊雙腿可以預防衰老。

試想，還有哪一種運動能比得上健走呢？既無財務負擔又耗能（人體有六百條肌肉，大部份集中在下半身），而且還能分散時間，在生活中隨時運動。

動物與植物最大的區別就在於行動能力，身體的設計就是用來走動的。活著，就應該像威士忌廣告詞一樣——Keep Walking，就讓我們開始以走路、運動腳趾來擁抱美好人生吧！

03

腳痛常常是窮人的病

足踝科門診病患形形色色，從上市公司總經理，到一般市井百姓、甚至街頭遊民都有。若是說出我多年行醫心得：「腳痛常是窮人病」，你一定不以為然：難道有錢人不會得腳病？

當然不是，有錢人照樣有拇趾外翻、香港腳、扁平足……等等腳的問題，但是會讓腳病變成嚴重，常常是社經地位較低的病患，他們在資訊不足、經濟壓力下發生延誤，經常拖到很嚴重才就醫。而最讓我難過的是他們的弱勢，使他們享受現代醫療的好處，卻好像還是遙不可及的夢想。

患者的社經地位會影響發病及治療過程

腳病發生的原因，不外乎外傷、退化、感染、先天性及使用過度（與職業或運動有關），逐一探討發病及治療過程，就可以清楚了解腳病究竟與個人社經地位有何關係。

◆**外傷：**如骨折、脫臼、韌帶受損，包括很嚴重的扭傷、出血、斷裂，甚至皮膚缺損等外傷，大部份都是意外造成的。意外事件中佔最大多數是摩托車交通事故和工傷（高處落下或砸傷）。

從高處落下的病人，常是板模或油漆工人，或是鐵架、鋼構的作業者。他們在足以骨折的二、三米高度，不小心落下時還能用腳跟著地，卻因撞擊到堅硬的水泥地面，造成跟骨骨折，更不用說工地現場的重物砸傷了。

這些病人多數社經地位不高，因此外傷絕大部份是窮人的問題。社經地位較高的白領階級常是開車、坐辦公桌，騎摩托車或在危險工地現場的機會不多，發生外傷的比例當然比窮人低。

◆**退化：**每個人都可能碰到退化，但爲什麼跟窮人特別有關？研究顯示，關節退化除了單純的老化外，最具相關性的就是過度使用及外傷。

勞動者可能由於過度使用或體重過重容易退化。過重當然不是窮人的專利，但現在社會的趨勢就是教育程度及社經地位愈低，愈不注重健康；沒時間運動，不注意飲食習慣，反而容易攝取過度熱量，工作時間過長或壓力過大時，藉由飲食獲得滿足，導致肥胖，與過去社會「有錢才會胖」的現象，剛好相反。

此外，勞動階級較容易產生肌肉關節過度疲勞，再加上工地現場工作及利用機車通勤，外傷的機會也比較高。

此外，由於職場壓力，社經地位低者也較不能放下工作接受開刀等要休息較久的積極治療，也因此較有可能小病拖成大病。

◆**感染：**感染爲什麼是窮人病？不用想就知道絕對有關係。感染不僅跟前面所提的外傷有關，也與健康、抵抗力有關。例如同樣是糖尿病，教育程度及社經地位愈低，愈不重視健康，愈相信偏方，血糖就愈控制不好，身體就愈差，感染就可能愈嚴重。

糖尿病感染與截肢是連在一起的，不好好照顧腳，不管腳上的破洞，感染爛掉後只好截肢。反觀社經地位較高者，有較好的社會網絡及醫療資訊。即使有糖尿病，透過良好照護，也不容易搞到截肢。

感染蜂窩性組織炎，也是一樣的道理。環境比較好、身體抵抗力好的人，不容易感染蜂窩性組織炎。此外，像凍甲（甲溝炎）、香港腳，社經地位高的人會好好處理，不會讓它爛掉造成外傷，引發感染。社經地位低的人，較缺乏醫療資訊，可能會選用民俗療法或求助非專業人士處理，讓情況變得更糟。

◆**先天性疾病：**先天問題看起來跟社經地位沒關係，事實上還是有關連。同樣是拇趾外翻、嚴重的扁平足、杵狀足等先天變形，社經地位較高的父母或患者會去注意這個問題，設法解決。社經地位低者，通常較無所謂或忍耐著過日子，沒有更多資源去處理改善，等到年紀較大時，可能發展成爲較難解決的問題。例如先天性扁平足如果早期復健運動裝具，甚至也可以很簡單地做手術處理，但拖到成人後變成僵硬退化，整個治療流程就很複雜，且預後也較差。

◆**運動傷害或使用過度（與職業、運動有關）：**很多患者使用過度造成肌腱炎、足跟痛（站立過度的人較容易造成），不少是出自職業傷害，因爲每天做著反覆性同樣的勞動工作，造成腳部關節過度使用，缺乏關節伸展和適當肌肉訓練，容易引發肌腱炎或關節退化。

如果是運動上的過度使用，情況正好相反，社經地位愈高者愈重視運動，愈容易有運動傷害。但總體而言，社經地位愈低者，醫療知識愈少，就醫時病情可能較為嚴重，需要較高強度治療或進行困難複雜的手術。例如同樣是跟腱斷裂，較有常識及較注重健康者通常會比較快到醫院來接受治療，而社經地位或教育程度較低者就可能敷草藥或不管它，結果經過一段時間再治療，必須接受的是肌腱重建手術，而不是單純的肌腱縫合。

民俗治療誤導民眾，甚至拖延病情、誤診

台灣民間的就醫習慣，特別是社經地位較低者，喜歡找非正統民俗「治療」，不僅讓傷害更加嚴重，甚至拖延病情、誤診。

而民俗療法為了取信民眾，濫用專業名詞，往往造成誤導。最常聽到「脫位」一詞，但當醫療院所透過X光斷層看，並沒有任何所謂脫位現象；此外像「長短腳」這個名詞，常會讓患者以為是腳的長度不同，要求矯正或手術，但事實是「感覺不對稱」的說法很多，而此類多是因疼痛肌力不對稱緊張，或運動模式不當引起。

很多病患使用民俗療法而延誤病情，當他們後來找到科學性的治療時，常會

說：「早知道……就好了！」這些病人為什麼不會「早知道」？因為資訊不足。為什麼資訊不足？因為社經地位不高，教育程度不高，沒有人替他們找專業醫師。

有些人一開始也會去打聽尋找專業醫師，但缺乏足夠的判斷力，他們到了大醫院看到大醫師，結果還是被趕出來。很多病患事後抱怨說，到了大醫院，排了三小時見到醫生，但有些醫生缺乏足踝治療專業，就說：「你沒病，回去休息休息，平時少走路就可以了。」但這些病人工作都是靠勞動力，需要站立，怎麼可能少走路、不走路？

在缺乏大醫院的積極治療，又求助無門時，他們最後只好回頭再找民俗治療，有些靠著自然癒合來改善，其中一部份則永遠不會好。如果社經地位較高的人，經由網路搜集資料或醫生轉介，即使治不好，醫生也不敢唬弄他們；而透過轉介，就有機會轉介到專門醫生手上。兩相對照，腳痛到底是不是窮人病？事實非常清楚。但是這個社會很少在乎腳上的疾病，殊不知這些腳病的疏忽可能會斷了一個人的前途、一家人的生計！事實上，一旦他們找對醫生，病情很快就能好。反之拖到嚴重時，可能退化到變形，關節也壞了，到時再處理就變得更困難，預後也更差。

04

夾腳拖鞋的大學問

近年來，夾腳拖鞋開始成為大眾鞋櫥裡不可或缺的重要鞋款，因為涼爽、容易穿脫，在夏天有絕對優勢。無論穿涼鞋或拖鞋，都比較接近裸足的狀態，包覆性差，只是比赤腳多了一層，讓腳底不會直接與地面接觸，其他部份都無包覆與支撐，對原本來就很健康、強壯的腳而言，當然沒啥大問題，就像原住民不需要穿登山鞋爬山，穿雨鞋甚至穿涼鞋、夾腳拖，都可以登山，而且速度絲毫不會受到鞋子的影響。

可是，我們的腳和他們的腳一樣嗎？當然不是。

現代人的穿鞋文化，讓我們的筋骨大多缺乏鍛鍊，不是那麼強健。對於涼鞋、拖鞋，雖然也沒有絕對好與壞的建議，但也不能因為圖方便或美麗，而輕視了潛藏的風險，否則後果將會令自己悔恨終生。

視場合適度使用夾腳拖鞋、涼鞋

穿夾腳拖進行戶外活動，風險比涼鞋還高，因為缺乏繫住腳跟的細帶子，對腳的負擔更重，包覆性更不足。

再者，夾腳拖和腳之間只有在大拇趾跟第二指之間有接觸，走路時所有的施力，全靠那兒的腳肌群拉住拖鞋行走，除了皮膚容易磨破、起泡外，更重要的是，每走一步路，腳的大拇趾和腳板都需要有一個往上勾的力量，讓夾腳拖不至於會飛走。長久穿下來，容易讓小腿前面的肌群，也就是伸直肌或是腳掌背區的肌群，比如伸拇趾長肌、伸趾長肌、前脛肌……等產生過度疲勞的現象。

當然，這些都不算是大問題，特別是在方便性十足、又可呈現美麗自信的雙重誘因下，穿涼鞋或夾腳拖並無不妥，只是別忘了，它們畢竟只是工具，你需要了解使用上可能產生的後遺症或風險，注意勿使用過度或在不適當的場合使用即可。

穿Y拖路跑好不好？

近年來很流行馬拉松路跑，其實我也是愛好者之一，甚至也參加了不少的三項運動鐵人賽。這些長時間參加路跑活動的人成千上萬，同樣也衍生了各式各樣的問題，其中一個問題就是：「穿Y拖跑步好不好？」

所謂Y拖就是一般人說的夾腳拖鞋，但跑步用的Y拖和一般的夾腳拖鞋還是有所不同。雖同樣沒有包覆性，但這種Y拖的繫帶會較為往後延伸，加強與腳部的適合性，而且鞋子底部會帶有一些足弓支撐，單一材質輕巧、脛前肌負擔不大、不需綁鞋帶、價格超便宜、沒有進水的問題，鞋底也有某種緩衝性，一般跑者穿這種拖鞋也不穿襪子，似乎很不錯。但是，人生就是有一個但是，穿這種鞋也有很大的問題，就是後跟沒固定，跑起來啪嗒啪嗒很吵，且沒穿襪子造成的磨擦還是免不了，鞋底緩衝比起正常運動鞋還是比較差。也由於本質仍是拖鞋，跑起來腳趾勾的動作還是略大，造成肌肉使用模式與一般人不同。但這些問題有些人可以藉由訓練克服，並且很開心地自稱為「Y拖跑者」馳騁在馬場（馬拉松場地簡稱）上。

不過這裡再提醒一次，別人行不是你就行，穿拖鞋跑步需要更強健的雙腳，尤其有扁平足或其他足部問題的人絕對不適合。有這種跑者和我辯稱：「這樣比較自然啊！」我都回說：「我們明明就是跑柏油路，哪有什麼自然？」都市人馴化的雙腳要野放，恐怕還有一條長遠的路。

「夾腳拖穿不住」是個大問題

如果某一天你發現「夾腳拖穿不住」，那就是個大問題了。這種因為神經病變或神經斷裂等問題，造成腳背前面的肌群麻痺，所產生的案例也很常見。

例如，曾經有位檳榔西施，因為一直翹腳，一隻腳壓著另外一隻腳的外側，也就是壓到總腓神經上（總腓神經管的是腳趾頭和腳掌往上的力量），一直坐著不動，由於翹腳的時間太久了，也沒有換姿勢，壓久了，下壓的力量就讓神經產生某種程度的麻痺，造成剛才講的情況，一穿夾腳拖，拖鞋就會掉下來。（見下頁圖）

另外，還有一些中風過的病患，因為腳勾不起來，穿拖鞋也會一直掉，除非拖鞋後面加上一條帶子，才有辦法穿。另外有其他的神經疾患也可能產生這種垂足的問題，例如我曾有患者因垂足容易扭傷來診，結果最後診斷是漸凍症。

總腓神經、前部提足肌群走向圖

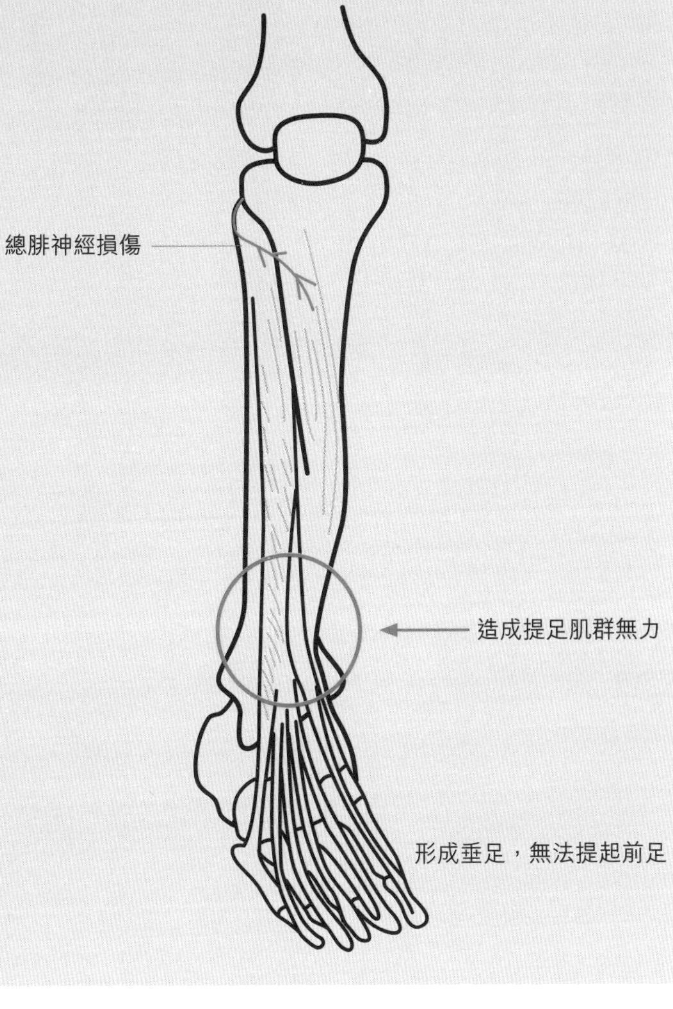
總腓神經損傷
造成提足肌群無力
形成垂足，無法提起前足

眼鏡小醫多告訴你一點

如何保護足部、預防足患？

◆每天護足

1. 每天用溫水清洗足部，然後抹乾，趾縫間尤其必須保持乾爽。皮膚乾燥，可使用潤膚霜，但不要塗抹趾縫間。
2. 定期修剪趾甲，趾甲不應過長或太貼近甲床，修剪時應平剪留邊，若趾甲角太尖，可將趾甲角銼滑。
3. 少活動者應每天做足部及腳趾運動，以保持良好的血液循環及肌腱平衡。
4. 不應用未經醫生處方的藥物塗抹任何足患。

◆利用洗澡的時間，經常檢查雙足

若有以下情況，應找出原因，及早治理（特別是糖尿病患者）。

1. 觀察皮膚顏色是否正常，有沒有紅腫、乾燥現象和裂縫。
2. 有沒有水泡、損傷或嵌甲（內生甲）。
3. 皮膚有沒有搔癢、麻痺、痛楚、冰冷或灼熱感覺。
4. 足部有沒有變形、關節疼痛。

05

鞋子、鞋墊與腳的愛恨情仇

我要提醒大家，鞋子只是一個工具，不要奢想它會永久矯正你的腳從此正常，它頂多可以改善或減輕疼痛，幫助走路而已，許多腳的毛病還是要專科醫師診斷確認：是不是換鞋就好了？還是要進一步治療？當你覺得有莫名其妙的腳痛時還是要小心，自己去買雙鞋可能解決不了問題，也許還會延誤病情。

現今很多商業廣告把鞋子簡單化、傳奇化，非黑即白地誘導大眾。例如有氣墊鞋廣告說：「只要穿我們的氣墊鞋，就……」其實氣墊鞋對有些人是有害的；或是「只要穿我們的足弓墊，就……」足弓墊對有些人也是有害的。根據我多年的經驗，有關腳的問題從來就沒有簡單的答案。

釐清選鞋、穿鞋的諸多迷思

我在日本做研究時，看到教授們在做步態足底壓力的檢查，我問教授：「你做這麼多步態檢查，臨床上的效用上怎麼樣？」他說：「沒有什麼效用。」我追問：「為什麼還要做？」他說：「雖然臨床上沒有什麼效用，不過可以用於研究上。」

這件事情告訴我們，每個人的步態都不一樣，而且這種差異大到找不到一個完全正常的模式。所以如何正確選鞋、穿鞋，都是一門學問。多年前一個由美國專業單位發表的「選鞋十大注意事項」可作為一般通則供參考（見93頁）。現在先從足踝專科角度，釐清痛腳與鞋子的諸多迷思，再幫大家建立正確的觀念。

Q：什麼症狀的腳要避免穿太硬的鞋？

骨頭突出而造成壓力太大的情況，或是比較嚴重的高弓足、糖尿病足等等，就要避免穿太硬的鞋。因為骨頭突出，壓力太大，血液循環不好，如果穿太硬的鞋子時，那一部份就容易腳痛，甚至像糖尿病患者容易產生潰瘍，這時候就一定要穿軟底的鞋子。

Q：鞋子有足弓設計就一定比較好？

不是有足弓的鞋子就一定比較好，要看個人的需要。例如過度僵硬型的扁平足，穿鞋弓突出很厲害的鞋子會很不舒服；如果是柔軟型的扁平足，因為內側有鞋弓幫忙支撐，就會覺得很舒服。

理論上，足弓墊可以幫助我們的腳穿鞋行走在堅硬的路面時，維持在一個較自然均衡的狀態（有足弓），而足部伸展及屈曲的肌腱也因此較平衡。但也不是每個人都適合，例如，我就有一個糖尿病患者穿足弓墊，反而造成腳底潰瘍。

Q：涼鞋也有療癒效果？

當拇趾外翻不想開刀時，少穿包鞋，多穿拖鞋，或穿有足弓的涼鞋會舒服一點。因為內側足弓抬高的時候，會將壓力轉移到外側，就不會讓內側的拇趾外翻突起處過度摩擦，疼痛現象就會改善。所以，足弓墊及中足包覆性好的鞋，也都可能改善拇趾外翻的症狀。

Q：穿高跟鞋不利腳的健康？

不一定。一些跟腱有問題或足跟會痛的人，穿有跟或鞋跟比較高的鞋子，會比較舒服，跟腱可以得到一些休息、減少疼痛。

鞋子確實重要，但也只是個工具

以前很少人會在意拇趾外翻，也沒有治療的觀念，多年前我看過一個人因為拇趾外翻痛得受不了，他索性把自己的鞋子內側剪個洞，就這樣大剌剌地穿著，也是奇觀。不過這種情形比較不會發生在女生身上，因為很多女生是情願痛也不願醜！鞋子除了走路的功能外，我們同樣不能忽視人們對鞋子的美觀需求，病人常常問我：「可不可以穿高跟鞋？」

「當然可以啊，我們開刀的目的，就是要讓病人可以穿高跟鞋。」我不會像很多醫生那樣跟病人說：「妳不要穿高跟鞋。」我覺得那是醫生的霸權心態。想穿高跟鞋就穿，只要妳知道穿久會有什麼問題就好。如果只是為了很短的社交時間穿的，那就不用在意好不好穿，只要好看又高雅就行了；若是妳還得走來走去，到處跟人家寒暄，就要注意是否好走路的問題。

但鞋子的樣式會隨著流行改變，提醒大家，凡事不要太過度，當你穿著流行鞋，必須顧及它的支撐性、包覆性。如果腳比較特殊，那就有需要訂做鞋墊或特別高的足弓、特別軟的鞋底。

鞋子確實重要，可也就只是個工具罷了，如果把所有的病痛都說是因為鞋子造成的，那就有問題了。

台灣非專科醫師在這方面所知有限，病人去找他們也是沒有用的。在國外有鞋具師，但台灣沒有，所以消費者只能去找賣鞋子的人，可是他們到底專不專業呢？對腳的健康認知如何呢？特別是問題嚴重的時候，足踝科醫師的重要性就會更加凸顯。

腳部的疼痛有許多是來自鞋子的問題，如果能輕鬆換雙鞋子就能解決問題，那真是再好不過。但就如前面所說「腳痛的問題，沒有簡單的答案」，許多腳部的問題不是換雙鞋子或鞋墊就能解決的。許多患者來診時說他已經換過太多鞋子，也不能解決問題。此時就需要針對疾病給予正確的運動建議及積極的復健或手術，才能真正改善患者的生活品質。套句廣告常用的話：「笨蛋，問題不在鞋子！」也許稍嫌武斷，但已經離事實不遠了。

什麼樣的鞋、襪對你的腳最好？

◆**襪**：

襪子以棉質、透氣、吸汗為宜，要經常清洗以確保衛生。糖尿病者應穿白襪，可提早發現傷口滲液。

◆**鞋**：

1. 鞋碼適中，鞋內留一橫指的空間。
2. 鞋頭質料宜軟、宜圓、宜寬，能讓所有腳趾平放和略為活動；但不宜過寬，因會增加皮膚的磨擦而生厚繭。
3. 鞋的兩側質料要堅挺，以承托足部而不易翻側扭傷。
4. 鞋跟要堅硬，以穩定足部。
5. 鞋底後跟應比腳掌部份高出零點五至一吋，鞋底不應太軟。
6. 鞋內最好有薄鞋墊，能將體重平均分配，但不要有過軟或支撐不足的現象。

眼鏡小醫多告訴你一點

選購鞋子的十大要點

1. 各種品牌和各種樣式的鞋子差異很大，不要根據鞋子內部所標示的尺寸來選擇鞋子，而是根據鞋子適合你的腳的情形來挑選鞋子。
2. 選用的鞋子需盡可能合適你的前足形狀。
3. 要定期測量足部尺寸，足部尺寸會隨著年紀增加而改變。
4. 應先測量雙腳，常會有一腳比另一腳大的情形，應選用適合較大足部的鞋子。
5. 在白天結束時，足部為最大尺寸，此時最適合試穿鞋子。
6. 在試穿過程中應站立著試穿，因為站立時足部會變長。在最長趾和鞋子末端之間應該相距一橫趾。
7. 足底球部（拇趾根部）應可貼身適合鞋底的最寬部份，且鞋子切勿太窄。
8. 如果鞋子不合腳，切勿購買，不可預期它們會「撐大合腳」。
9. 在做一些前後推動的動作時，在鞋子的足跟應可合腳且覺得舒適。
10. 還在鞋店時，試著多走幾步，以確定鞋子確實合腳。

Chapter

3

腳的常見困擾

01 足底筋膜炎的治療與預防

足底筋膜炎是覆蓋足底肌肉群的中央筋膜出了問題。至於是什麼原因所引發，目前醫界並沒有找出明確的主因，主要還是與患者的生活型態有關，足底筋膜炎主要分為急性與慢性兩種：

◆**急性外傷（急性）**：受到直接撞擊、拉扯的創傷，例如下樓梯突然踩空，還有之前提到的健康步道傷害，都屬於這種情形。有些沒有好好休息復原，就由急性轉成慢性。

◆**反覆性受損退化（慢性）**：從事需要長時間站立的工作，例如教師、百貨公司專櫃店員，或者體重過重，加上平常缺乏運動，如此產生反覆性傷害，到中年以後，就容易罹患足底筋膜炎。

急性外傷的足底筋膜炎患者，大多是初期患者，建議以口服陣痛消炎藥、固定治療（例如用石膏或護具）等保守療法因應，多休息即可。

如果前述療法都沒有效，可以考慮局部注射類固醇，這種強力消炎劑可以迅速解決患者的痛苦，但若工作、生活型態不改變，足底筋膜炎仍有復發的可能。而且類固醇注射最好不要超過三次，每次注射間隔需一至兩週，因為打愈多次效果愈差，三次以上基本上已經不能對症狀有太多的改善了。

慢性足底筋膜炎的治療方式

如果是長期為足底筋膜炎所苦的慢性患者，那就必須與醫師充分討論，斟酌自己的生活型態、經濟能力去選擇最適合的治療方式，除了一般物理治療、拉筋運動、注射類固醇外，台灣目前較主流的療法為震波治療（shock wave），以及內視鏡手術。

一般來說，足底筋膜炎非得開刀治療的機會不多，比例約十%左右。

如果保守治療三至六個月仍無成效，可以考慮進行「內視鏡足底筋膜切除術」，將筋膜切開放鬆，傷口只有一公分左右，治療效果又顯著，但缺點在於手術後的疤痕痛可能持續三個月至半年。所以除了症狀特別嚴重的患者外，常常可以見到術後的患者對內視鏡手術的效果不甚滿意。

另一種治療則是利用「骨骼震波治療儀」促進微血管新生，這本來是泌尿科在用的體外震波碎石機，後來把它的焦距弄短、力道調大後，發現對足底筋膜炎、網球肘有確實療效。震波治療的好處在於不需開刀、住院或特別休息，可惜的是震波治療並不像吃藥、打類固醇一樣有抗發炎的效果，所以患者要經過兩、三個月以上，才會感到療效。

曾有患者接受震波治療後，不過一週就來興師問罪為何沒有效果，然後自行尋求傳統治療，貼了三個月的藥膏後，足底筋膜炎好了，還回頭向醫院嗆聲震波治療根本沒效，讓醫師委屈萬分。患者沒有想到其實足底筋膜炎痊癒，正是因為震波治療在這三個月之間發揮了效果，而非多貼了那兩、三個月的狗皮膏藥。

雖然內視鏡手術不是治療足底筋膜炎的唯一療法，震波也不是「神器」非它不可，但台灣民眾求診普遍有尋找「仙丹」的心理，既期望速效又能根治，一旦不符期望便對療法嗤之以鼻，對醫師醫囑不屑一顧，到頭來只是跟自己的健康過不去而已，還請患者多一點耐心才是。

足底筋膜炎並不是拔掉「骨刺」就會好

有些醫師會把足底筋膜炎稱做「腳底長骨刺」，因為足底筋膜炎的時間久了，生化的刺激物會增多，受刺激的筋膜會發炎，發炎後就會產生鈣化現象，X光從側面照過去，就會看到一個像刺一樣的牽扯性骨贅生（traction spur），很多人會以為這個骨刺就是足底筋膜炎的病因，把骨刺拔掉，足底筋膜炎就不會痛了。

這其實是錯誤的觀念，骨刺本身只是病徵，並不是病的起因。足底筋膜炎的產生，也不是因為腳底被骨刺

腳底長「骨刺」

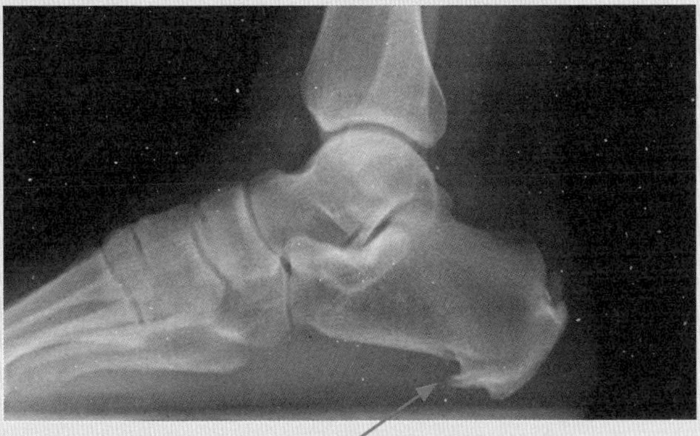

刺到。各位想想，鈣化後的筋膜應該是一整片，怎麼會是一根刺？所以將骨刺拔掉，術後的差異只是在X光片上不再看見那根骨刺，但足底筋膜炎的症狀並不會減緩，就算症狀會減緩，換來的也只是其他部位更多的痛楚。

試想看看，內視鏡手術不過一公分的傷口，都可能會有長達半年疤痕痛的可能，何況是開一個五公分以上的傷口，把骨刺挖掉呢！

速效緩解的妙方：穿高跟鞋

「治療足底筋膜炎最短期有效的方式，就是打類固醇，或是馬上穿高跟鞋！」每當患者聽到我這麼說，總是睜大眼睛一副不可置信的樣子，其實真的是這樣。

足底筋膜炎的症狀主要為足跟痛，要是立刻墊起腳跟穿上高跟鞋，人的體重向量反而會往前移動，後足承受的壓力自然減輕，足底筋膜炎的疼痛也會跟著減輕。

所以大可不必賦予高跟鞋太多的罪惡，該穿高跟鞋的社交場合就放心穿。但這麼說，並不是在鼓吹愛美女性多穿高跟鞋，事實上，要是過於經常性地穿著高跟鞋，後足跟腱可能會因此縮短，造成不穿高跟鞋的時候踩踏平地，足底筋膜的壓力變大。

足底筋膜炎常有被誤診的可能

曾經有一位患者，因為腳跟痛被其他醫院轉介來做震波治療，但他痛的情況有些不對，一般來說，足底筋膜炎是剛踩踏的時候最痛，踩幾下後就會緩解，但這位患者踩踏多了又開始痛，甚至即使不動，也會痛。一照X光才發現是跟骨裡面有腫瘤，幸虧發現得早沒有進行震波治療，而是開刀挖除。因為足跟中的腫瘤有可能演變為病理性骨折，造成足部結構的不穩定，這種情況下進行震波，只會使病況加劇。

另一位患者在外院被診斷為足底筋膜炎，一問之下，知道患者有糖尿病史，猜測是踩踏到某個硬物，足跟裡面產生血腫，因為糖尿病抵抗力不好，引發細菌侵入，真正的診斷為壞死性筋膜炎。結果刀一開下去，膿液就流出來，裡面的組織都已感染壞死，還好有及早處理。

雖然大多數足跟痛的患者都是足底筋膜炎，但患者也需要經過詳細的鑑別診斷，來排除壞死性筋膜炎、跟骨骨折、足底腫瘤或僵直性脊椎炎在足跟的症狀等等，以免造成誤診，貽誤治療。

分類	治療	優點	缺點
保守療法	◆ 自我伸展拉筋運動 ◆ 物理治療（護具、超音波、電療） ◆ 鞋內矯形物（夜間支架、支撐鞋墊） ◆ 藥物治療（NSAID、注射類固醇） ◆ 中醫（中草藥膏、推拿理筋、針灸）	肌肉可獲得短暫放鬆，暫時減低肌肉疼痛緊張，達到保健效果。	◆ 患者需持之以恆久 ◆ 治療效果不確定 ◆ 治療時間長、不方便
手術療法	內視鏡 （筋膜鬆開術）	治療效果尚可，長期的慢性疼痛獲得舒緩。	◆ 需手術，半身或合身麻醉 ◆ 術後疼痛可能數週至數個月 ◆ 術後復健時間長
積極療法	體外震波治療	◆ 治療時間短 ◆ 非侵入性、取代開刀治療，約八～九成有效	◆ 需自費、健保不給付 ◆ 成效需數週至三個月才顯著 ◆ 可能需局部麻醉

如何預防足底筋膜炎

綜觀坊間關於足底筋膜炎的成因五花八門，諸如：站立過久、穿著過高或過低的鞋子、扁平足、空凹足、運動傷害、走太多的路或不平的石子路等等，好像除非坐在轎子上不走路，否則怎樣都難以避免足底筋膜炎。

其實民眾不必過於恐慌，一般來說影響健康的因素主要有三項：基因、外力創傷、生活型態。基因是天生的不能改變，外力創傷有

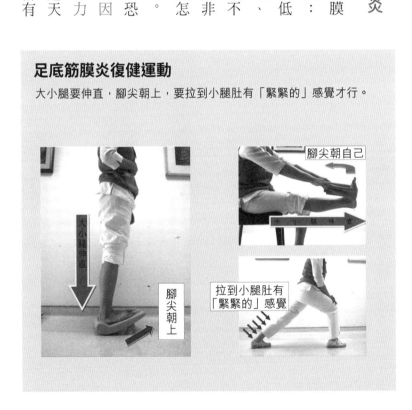

足底筋膜炎復健運動

大小腿要伸直，腳尖朝上，要拉到小腿肚有「緊緊的」感覺才行。

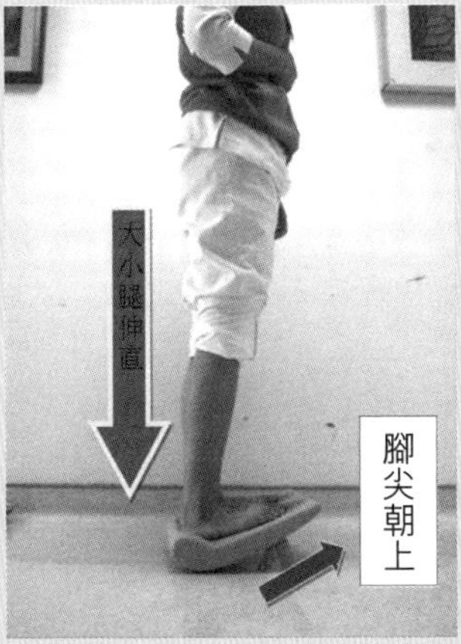

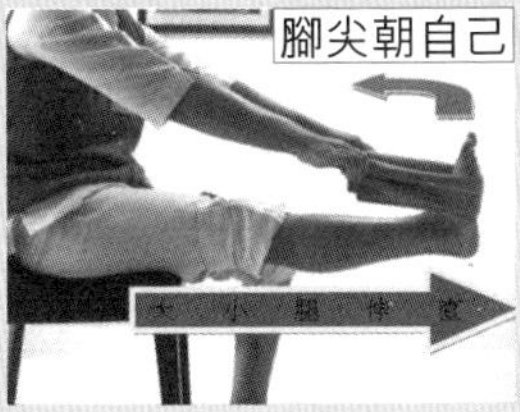

時取決於個人運氣，也不是我們所能控制的，我們能做的就是：

◆改善生活型態。

◆平常充分伸展自己的跟腱與足底筋膜，多走路、運動，例如爬山的上坡是最好的足跟伸展運動。

◆控制體重，多走路、運動，肥胖自然遠離。

只要有好的活動習慣，充分伸展足底筋膜與跟腱（見上頁圖），足底筋膜炎自然遠離囉。

眼鏡小醫多告訴你一點

自體血小板濃縮液治療PRP

最近市場上流行一種自體血小板濃縮液注射治療，其原理是利用患者自己體內血小板中含有較多量的生長因子。首先抽取患者本身血液，利用離心濃縮去除血液中無用成份，再將有效成份注入患處，期待幫助退化慢性發炎的患處產生新的癒合效用。由於其醫學證據稍嫌不足，目前還不是主流治療，可以用在其他治療無效的慢性患者。但有幾點注意事項：

◆ 自體生長因子在年長者通常較少，療效較差。

◆ 由於需要局部注射，還是可能有感染及適應不良腫脹之情況。

◆ 由於治療所費不貲，常有醫療院所誇大療效，收取過度費用，請多比較合法專業院所後再進行治療。

02

痛風性關節炎——骨頭裡的粉筆灰

痛風性關節炎跟「風」一點關係也沒有，而是一種新陳代謝性的疾病。

尿酸的原始基質是普林（Purine），普林這種物質存在於每個細胞核中。因此細胞核含量大的食物，比如種子類、內臟類所含的普林當然也會比較高，所以吃下這些食物後，人體將普林代謝為尿酸，血中尿酸就會升高。由於尿酸生成的來源不只是食物，一部份來自於身體自然的代謝。因此就算都不吃含普林的食物，尿酸在人體血液中還是會有一定的含量。

長得像粉筆灰的痛風石

正常的情況下，尿酸是溶解在血液中，但是當血液中尿酸納過高、人體無法正

常代謝，就會解析成結晶，形成「痛風石」。（見下圖）

然而，痛風石並不像我們一般所想像的「石頭」，反而比較像粉筆，硬度也差不多，碾碎後就像粉筆灰一樣，常常會沈澱在關節部位，就是痛風性關節炎。痛風石就像「骨頭裡的粉筆灰」；往往一切開傷口，痛風石就會像石灰水一樣地流出來。

那為什麼尿酸結晶會特別容易沉澱在手指、手肘、腳踝、腳趾、膝蓋等關節部位呢？這是由於關節體溫較低，就像將糖放進冰水中攪拌半天也無法溶解的原理一樣，所以不只是關節，只要是人體末端體溫比較低的位置，都有沉澱

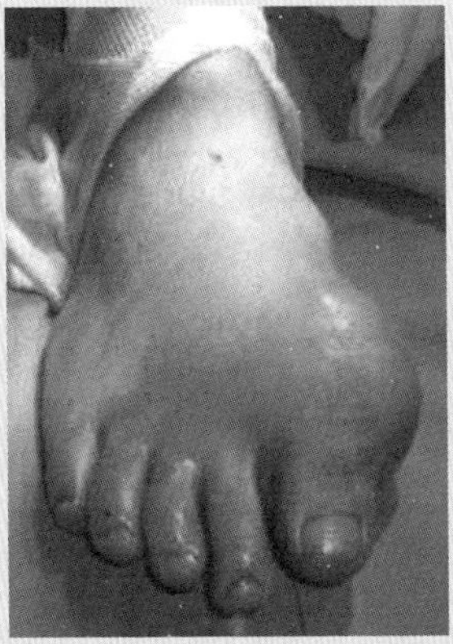

巨大的痛風石

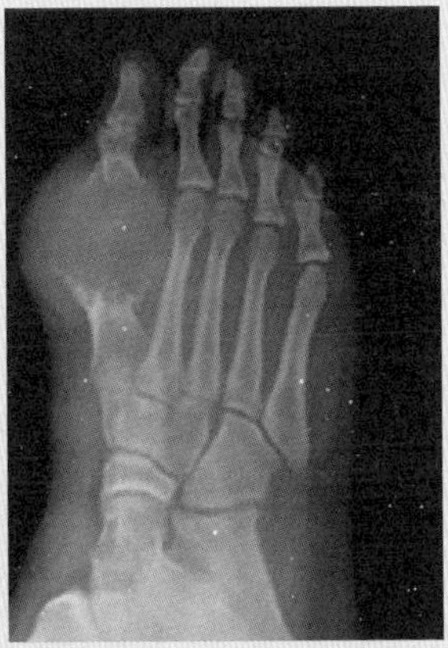

痛風石嚴重侵蝕關節

的可能，例如耳朵、腳底板、屁股……等。我曾有位病人的耳廓長滿一粒粒白色的尿酸結晶，好像青春痘一樣。

痛風性關節炎以往被稱為「帝王病」、「富貴病」，隨著時代進步，現代人飲食改變，痛風不再是貴族的專利，不但愈來愈普遍，罹患的年齡層也逐年降低，甚至國中生便有症狀產生。

痛風性關節炎大致上可分為急性痛風發作與慢性高尿酸血症兩種，針對兩者的不同，治療方式也有所區隔。針對慢性患者通常會給予降尿酸的藥物，但這類藥物用在急性期，不但無法解決急性發炎所產生的疼痛，還可能造成血液中尿酸值波動更加劇烈，反而使病情加重。所以，痛風必須先認清病症的屬性本質才能對症下藥，也才不會因為一時疼痛消減，便錯估痛風性關節炎的嚴重性，放任這骨頭裡的粉筆灰繼續無警覺性地侵蝕關節。等到你發現時，可能已經造成關節退化，甚至引發腎衰竭，因此絕對輕忽不得。

急性痛：因血液尿酸值忽高忽低而引起

基本上，急性痛屬於典型的痛風，通常會有兩種病兆：

◆患處有紅腫熱的症狀。

◆突然間發生，痛到患者必須跛腳或跳著行走，甚至躺在床上都痛苦難耐。不過，症狀只會維持數天到一、兩週，緩解後就像沒事一樣。這是因血液尿酸值的劇烈起伏所引起，屬於發炎性的痛。所以，對一個血液中尿酸持續維持高點的人來說，還未必會引發急性痛風性關節炎，但當患者因爲疲勞、脫水、受傷、壓力上升、生病、喝酒、熬夜、暴飲暴食、劇烈減肥等，造成血液中尿酸含量忽高忽低時，症狀就很容易立刻發作。

一般的治療方法是給病人服用消炎止痛的藥物，尤其又以秋水仙素最為有效。因為急性痛風的椎心之痛是源於白血球在吞噬尿酸結晶的時候，會釋放前列腺素到關節中，而秋水仙素可以降低核酸物質的分裂，所以能迅速減輕病人的疼痛。此外，秋水仙素在治療其他類似的疼痛疾病方面，幾乎沒有任何療效，所以也用作鑑別診斷，藉此幫助醫師確認患者是否為痛風，而非蜂窩性組織炎、類風風濕性關節炎、扭傷……等也有紅腫、熱症狀的類似疾病。

慢性痛：控制好尿酸值就不用一輩子吃藥

由於痛風性關節炎不痛的時候，幾乎沒有任何其他的症狀，所以有很多患者在疼痛消解後便輕忽大意，然而，痛風性關節炎後續若沒有妥善處理，引發的後果是很嚴重的。正因為痛風性關節炎對關節的影響，不只是關節外觀凸出一塊而已，它還會侵蝕關節，造成退化性關節炎；嚴重的話，關節甚至很可能會潰爛，整個功能被破壞殆盡，到最後只能進行關節融合術補救，而且從內科的觀點來看，痛風性關節炎甚至有可能造成腎功能衰竭。

所以，針對慢性痛風性關節炎的治療，一定要從根本的控制尿酸值做起。然而，很多人希望能根治，卻又害怕長期服用藥物會傷身體，所以諱疾忌醫或尋求某些民間療法。

由於痛風是體質與生活型態的混合表現，想要依靠所謂民俗療法改變遺傳基因，或根治容易罹患痛風的體質，實在有點異想天開。相對地，怕降尿酸藥物傷害身體，而不去積極治療自己的慢性痛風也是錯誤觀念，其實並非患者有痛風就必須一輩子吃降尿酸藥，如果患者改變生活型態，並配合降尿酸的藥物，讓血中尿酸值持續維持良好，之後可能就可以停止服用。

改變生活型態，痛風也能醫得好

人體是經過數十萬年的演進而成為現在的型態，其設計原本就不是要讓我們承受現代飲食中這麼高的普林量，所以飲食控制對痛風性關節炎的治療，當然是有必要的，但很多人談到痛風，往往只談飲食控制，其他的就不管。其實，飲食控制只是生活型態改變的一個面向而已。

甚至有研究認為，一般飲食與嚴謹飲食控制之間，尿酸的改變僅在1mg/dL之譜，因此良好的生活型態，多喝水、不過度疲勞及過度運動或熬夜或突然大吃大喝，可能還更重要。

除了慢性痛風患者外，急性痛風患者雖在發病後獲得治療，但是為了避免往後再度復發，或產生腎臟衰竭、關節退化等可能的併發症，都不能忽略定期追蹤血液中尿酸值。

急性與慢性兩者的治療都不能偏廢，循序漸進、按部就班，痛風性關節炎才可能得到完整的醫療照顧。

痛風性關節炎的預防與治療應該要從多個面向來看，清淡飲食、多喝水，再配合運動，一定是首要良方；如果患者的體質是長期高尿酸血症的型態，就要考慮長期吃降尿酸的藥，急性發作的時候利用秋水仙素跟消炎藥，來改善短期生活品質。

痛風究竟是怎麼形成的？當然跟「風」一點關係也沒有，就跟風濕和「風、濕氣」八竿子打不著是一樣的。痛風性關節炎是一種新陳代謝性的疾病，會不會產生不過是一種生活型態的表現而已。早期發現早期治療，不要認為醫不好，找專業醫師持續治療，改變生活型態，就不必走到關節退化、腎臟衰竭的地步。

眼鏡小醫多告訴你一點

痛風和高尿酸血症有什麼關係？

所謂高尿酸血症指的是血中尿酸偏高（7.5~8mg/dL 以上），但不一定會有紅腫熱痛的症狀，許多人血中尿酸值偏高但從未發生過痛風。痛風一般指的是痛風性關節炎，嚴格的診斷定義為關節中必須找到尿酸結晶且有紅腫熱痛的現象。有些人關節急性疼痛時去抽血，發現血中尿酸不高，也不能排除是痛風的可能，因為有至少十%的人雖是痛風但抽血是正常的。

痛風和痛風石一定發生在關節？

痛風石當然有可能會堆積在非關節地方，例如耳朵、屁股、腳後跟、腎臟等等，曾經有醫師報告過的特殊病例是痛風石堆在脊椎裡壓到神經。因此痛風石在很多地方都有可能發生，只是關節比較容易痛而已。

眼鏡小醫多告訴你一點

反過來說，是不是很多不明的關節痛都是痛風呢？這也不對，痛風應至少有紅腫熱痛的現象，許多懷疑是痛風的患者，其實都只是退化性關節炎。

痛風石需要開刀嗎？

理論上不需要。但如果長期沒有控制尿酸，造成太大的痛風石，引起穿鞋困難、外觀難看、生活不便、過度腫脹而有破裂危險、或已破裂而有感染危險，都應將手術列入考慮。

有些醫師常不願開刀，因為痛風石常因為軟組織及關節受損過度，傷口處理不易，但其實只要謹慎開刀，併發症的機會也不高，患者可以馬上穿鞋，滿意度很高。

03

治療拇趾外翻——阿嬤可以跟團旅行了

那天，七十五歲的陳阿嬤走進足踝中心希望治療「拇趾外翻」。陳阿嬤說：「我從來都沒和同村的朋友一起參加過需要外宿的旅遊團行程，因為我有拇趾外翻，怕別人看到我難看的腳。」

陳阿嬤是我在拇趾外翻臨床中年紀較大的病患，七十五歲的她，或許功能性的困擾早已經不存在，拇趾外翻造成她最大的障礙是：美觀、自信的問題。

究竟，什麼是拇趾外翻？為何會令一位七十五歲的阿嬤如此耿耿於懷呢？從解剖生理學來看，人類的手為了做出開合、握抓等靈巧的動作，第一手掌骨跟第二手掌骨必須是分開的，以提供更大的靈活度，拇指及其他各指才可以做對掌抓握的動作。

相對地，腳則是為了應付走路、跑、跳，所以第一腳掌骨跟第二腳掌骨是貼合靠近的，兩者間的角度只有九度左右，以求提供更穩定的支撐，一旦兩者之間的角度過大，腳掌骨（蹠骨）內翻，就會造成大拇趾的趾骨外翻，內側關節及蹠骨頭突出，造成疼痛及外觀異常。

正常腳拇趾外翻角約為十五度以內，如果角度大於二十度就是「拇趾外翻」。角度越大不一定越痛，但會比較難看。另外，拇趾外翻也常合併前橫足弓及內側縱足弓降低，前足寬度增加，腳的穩定性及腳趾的靈活性變差，也常造成蹠痛問題。

談到這，還有一個名詞的問題，在網路上搜尋時，赫然發現輸入拇「指」外翻，出現五百多萬筆資料，而輸入拇「趾」外翻，則只有一百多萬筆；這讓我疑惑，為什麼大家習慣捨「足」就「手」呢？畢竟只有腳拇趾才會有外翻的問題啊，手的大拇指如果不能外翻就慘了！「拇指」與「拇趾」名詞的錯用會造成混淆，難怪有些足踝科醫師不喜歡用「拇趾外翻」，而用「大腳趾外翻」，就不會搞錯了。

陳阿嬤懇切地說，以前常聽說拇趾外翻治療後很快又會復發，開刀根本沒用，所以從年輕到現在一直不敢看醫生；直到前陣子，村裡一位阿桑很開心地表示，治好了困擾多年的拇趾外翻，而且一年多都沒有再復發，就趕緊向她要了醫生的名字，鼓足勇氣走進足踝中心就診。

拇趾外翻手術後很容易復發？

「拇趾外翻手術後很容易復發」的確一直是許多人心中抹不掉的迷思，因為許多醫師對於中度到重度的拇趾外翻使用「削足適履法」，只將拇趾內側的突出骨頭削去，再將肌腱縫緊，然後插一根鋼釘固定，就ＯＫ了！

真的ＯＫ嗎？當然不，沒有根本改正第一掌骨的位置，而只靠一根鋼釘，當然是無法ＯＫ的。於是，兩三個月過後，鋼釘一拔掉，腳的軟組織支撐不住，腳掌骨彈回原本偏離的角度，拇趾外翻於焉復發，只留下患者的無奈。

事實上，只要做適當正確的矯正，拇趾外翻絕對是可以矯正的，重點在於如何正確地把骨頭的軸心調整好，等到癒合後，骨頭的形狀就會定型在正確的位置上，拇趾外翻自然就不會復發了。（見下頁圖）

至於手術的過程，其實既快也不辛苦，一般來說，拇趾外翻偏差角度約在三十到六十度左右，平均矯正一隻腳只需要半個小時，如果為兩隻腳做手術，加上麻醉的時間，差不多兩小時就可以結束手術，患者也可以馬上出院。只是，腳是功能性很強的部位，每天都要面臨踩、踏、走路的需求，因而消腫、組織的恢復都會比較

兩種台灣最常見的拇趾外翻截骨矯正手術

雪佛蘭截骨矯正術（Chevron osteotomy）

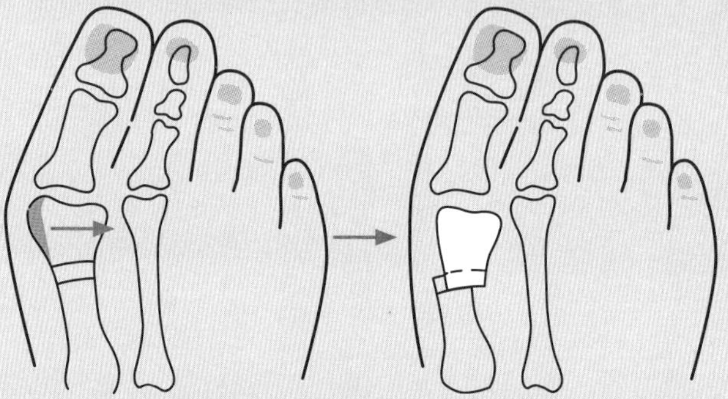

將拇趾突出的蹠骨截斷，向內推

米契爾截骨矯正術（Mitchell osteotomy）

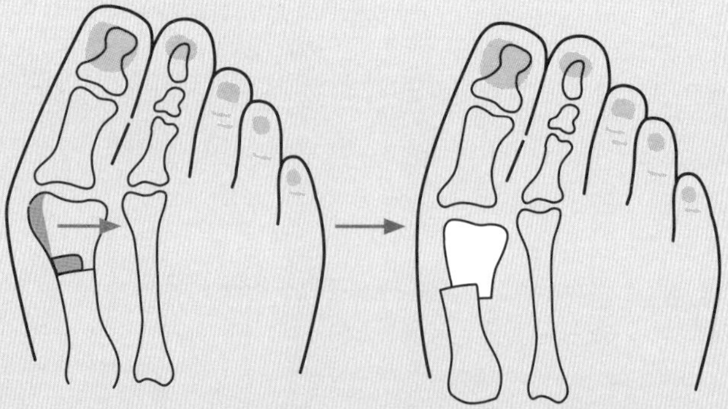

截骨部位向內推，縮短卡住，適用於拇趾外翻較嚴重的患者

慢，患者需要有多一點耐心。

雖然拇趾外翻貌似是小毛病，但找專門的足踝醫師治療還是比較好，以免遇到經驗不夠的非專科醫師，不但手術過程痛苦不堪，甚至術後也沒什麼改善。我曾治療過很多外院開刀不成功的例子，後續的手術反而都比第一次還困難又複雜。（見下圖）

術後還能穿高跟鞋嗎？

七十五歲的陳阿嬤可能只希望根治腳趾外翻，可以讓她充滿自信地帶著雙足去旅行，但對更多年輕女性來說，期待可能不止於此。

拇趾外翻手術矯正

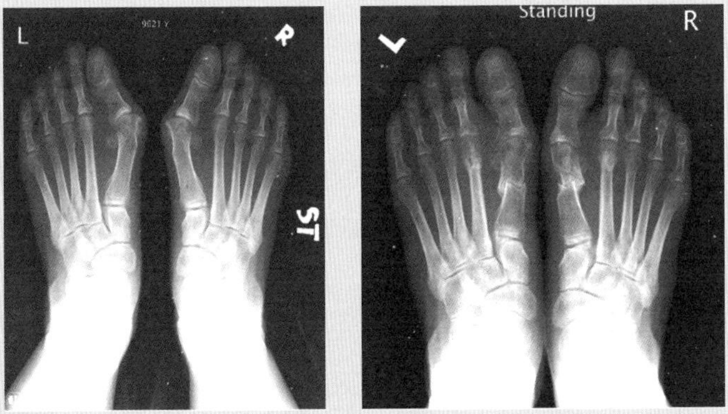

外院處理過無效　　再次手術後，明顯改善

穿一般的包頭鞋，因為拇趾外翻的緣故，拇趾內側會跟鞋子摩擦，導致疼痛不適；穿透氣的涼鞋，雖然不會痛，但扭曲的拇趾裸露在外有礙觀瞻，實在是讓愛美的拇趾外翻女性陷入兩難。

更多的恐懼則在於深怕做了拇趾外翻的矯正手術後，從此再也不能穿上讓小腿修長的高跟鞋，取而代之的是醜醜的機能鞋。

這種恐懼和焦慮是不必要的另一種迷思。事實上，只要蹠骨的位置調整好，術後，患者完全可以穿著高跟鞋與尖頭鞋（雖然我不是很鼓勵，畢竟違反腳的天性與自然），而且手術時，醫師也會順著拇趾最美、最自然的結構調整，在腳拇趾的第二至第三節趾骨之間依然留有些許角度，不會把外翻的拇趾矯正得很直，不讓腳丫子看起來很僵硬，所以術後腳掌寬度一般會縮減十分之一，反而更有利於穿著鞋身窄長的鞋子，愛美的女性不需擔心。

自己就可以檢測拇趾外翻

是什麼原因造成拇趾外翻？又該如何檢視？

整體來看，「拇趾外翻」可以說是標準「先天不良，後天失調」的產物。先天指的是遺傳，諸如過動性關節症、扁平足、足弓塌陷等，都有引發拇趾外翻的可能；而後天是指我們平日與腳丫子互動的模式，例如是否長期穿著高跟鞋、尖頭鞋（見下圖），又或是太少使用訓練足部內在肌，導致肌腱不平衡、退化等等。

基本上，除了受傷及老化，否則很少有人天生足部完全正常，卻於日後罹患「拇趾外翻」。多數患者都是因為先天足部有一些毛病，爾後隨著時間愈形加速惡化，最後導致不得不正視它並接受治療，就像比薩斜塔一樣，幾個世紀以來，都只是微微傾斜，直到近百年，偏斜的角度累

尖頭鞋造成拇趾外翻

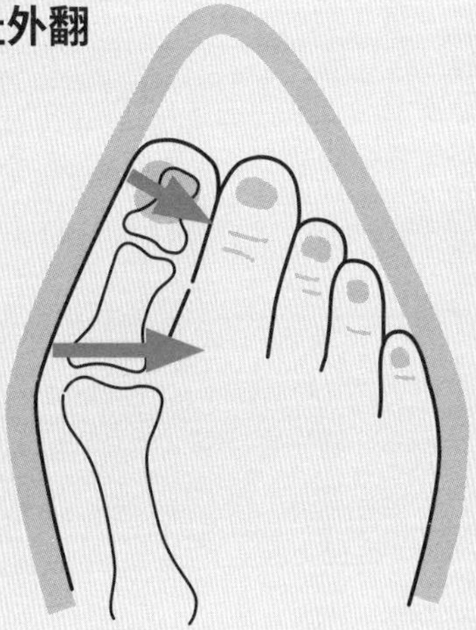

積到一定程度後，傾斜的速度突然加快，不得不封閉整修。

平常可以自我檢測是否有拇趾外翻的傾向：只要站立並將雙腳合上，查看拇趾是否向第二腳趾傾斜大於十五度，若有此徵兆，就得多加注意或尋求專科醫師的診治，以免惡化。

治好拇趾外翻，讓人生從黑白變彩色

開刀矯正後，陳阿嬤每次見到我，總跟我分享一大堆參加進香團的所見所聞，好吃、好玩的東西，生活品質明顯提升。

其實這也是拇趾外翻手術最有價值的地方。手術並不是為了鼓勵大家多穿高跟鞋、尖頭鞋這種步態「不正常」的鞋子，而是希望讓患者行走的時候不會疼痛，偶爾也能自信地穿上美麗的鞋子，生活更多變化，不用為了這個可以迅速處理的小毛病，讓人生變成黑白的。

04 腳上長的是雞眼、疣還是蹠痛？

民眾經常將蹠痛、雞眼、疣三者搞混，雖然症狀都是角質異常增生，會造成腳底不舒服，但是成因卻大大不同。

雞眼又叫肉刺，它是局部長期受到擠壓、摩擦，導致表皮增厚而形成的厚繭，患處形狀像是雞的眼睛。

疣則是乳狀突病毒感染所造成的疼痛。

蹠痛是個比較機械性的問題，也就是當腳掌、腳趾姿勢不良，或是設計不良的鞋子，使腳掌或腳趾承受的壓力不平均，造成足部某些地方壓力過大，甚至蹠趾關節脫位，長期壓迫之下就會造成足部某部位的角質增生，最後形成「胼胝」，也就是「硬底」，這種綜合的症狀就稱為蹠痛。

當腳趾頭一直往上拉，相對地蹠骨頭就會持續向下推，腳底壓力過大的時候，就會產生角質增生與疼痛現象。表面上看起來它的症狀與雞眼或疣很像，但其實一旦發生蹠痛，病患的骨頭可能早就已經脫臼了，卻不自知。（見下圖）

雞眼、疣和蹠痛的治療方式不同

蹠痛、雞眼、疣看似症狀相同，其實還是可以區分：疣的中間會有一個黑點，雞眼則沒有。

雞眼角質的增生情況

三種足底皮膚病變vs.正常腳

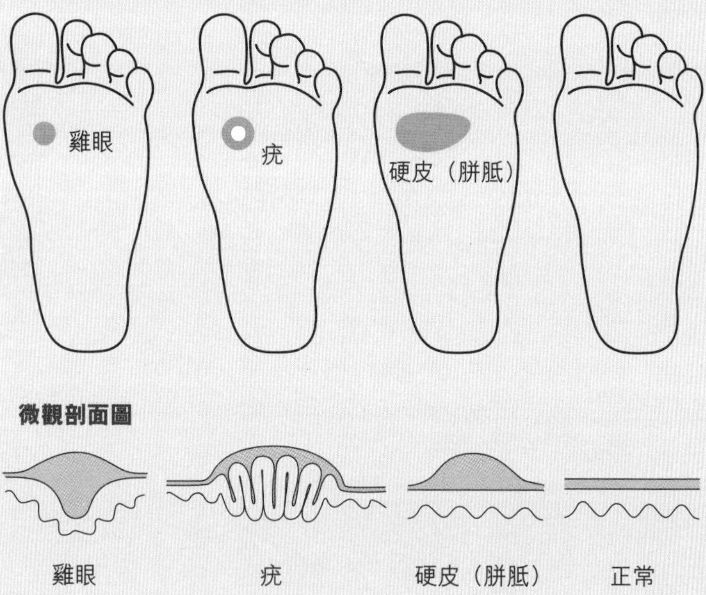

比較集中，胼胝造成的蹠痛則比較分散。只是一般民眾比較缺乏這方面的常識，所以常常將三者一概而論。

關於疣和雞眼，可以使用液態氮、治疣液、水楊酸軟化以刀片切除等方法，這些在一般診所或皮膚科都不是問題。

但常常有病人發生蹠痛的症狀，卻以為是雞眼，跑去買一些角質軟化的藥，甚至去皮膚科削皮、冷凍治療，這種處理表面的治療法，當然只能治標而不能治本。硬皮雖然弄掉了，但壓力源仍然存在，那麼它就一定會再長出來。除非從此不走路，否則蹠痛就會像幽靈一樣如影隨形，默默佔據腳底。

另外也經常有民眾蹠痛時去看骨科，醫生大多不理你，因為他看的是「骨科」，對腳底的硬皮沒有什麼興趣。這種足部結構的問題還是要找對腳有特殊研究的醫師，才能真的得到解決。

足踝外科會怎麼處理蹠痛？

◆首先，從結構與壓力找出疼痛的根源，並教導病患正確的衛教知識，教導病患怎麼保養腳趾、怎麼做腳趾運動。

◆其次，教導病患正確的穿鞋知識，因爲絕大多數腳的病變都是因爲穿錯鞋。只有支撐力平均、完整的鞋子，才是最好的鞋子。再來就可能要考慮墊一些鞋墊。

蹠痛必須從結構面來思考，才能治標又治本。如果上述的方法還無法解決疼痛，那麼就必須考慮動手術了。

手術方法包括：肌腱放鬆、轉位，或者把脫臼復位後，骨頭縮短，將骨頭往回拉一點，就能有效降低骨頭對腳底的壓力，維持正常的狀態、不變形，腳底的壓力也會比較平均。

有人因為蹠痛難耐，就去買鞋墊很軟的鞋子，其實那是不正確的，因為這類的鞋子通常使用泡綿或空心結構，支撐力不夠，更容易造成壓力不平均，將使蹠痛得更厲害。又因為鞋子過小，讓腳趾頭伸展不足，形成爪狀，更會加重蹠痛的症狀。

因此，如果要選擇減緩蹠痛症狀的護具、鞋墊，最好還是先請教專業醫師，才能正確保護足踝，避免二次傷害。

05

腳後跟痛——英雄阿基里斯的困擾

希臘神話中百戰百勝的英雄阿基里斯（Achilles）還是嬰兒時，母親為了讓他刀槍不入，便用雙手抓住他的後腳跟將其全身泡在冥河中，而沒有泡到冥河水的後腳跟（跟腱部位）就成了阿基里斯唯一的致命點，最後這位英雄就是因為跟腱中箭而戰死沙場。

醫學界將人體的跟腱稱為「阿基里斯腱」（Achilles Tendon）。跟腱是全身最大的一條肌腱，具有強大的拉張力，因為它的正常運作使我們可以順暢地用腳尖站立、伸展和行走；但也因為它是不具有纖維腱鞘保護的肌腱之一，所以比較容易發炎或受傷。後跟周邊的疼痛泛稱「後跟痛」，而除了跟腱炎，也有可能是其他問題。（見下頁圖）

後跟痛的三大主要病因

◆**跟腱炎相關症狀：**「跟腱炎」是導致後跟痛最主要的三大病理之一，根據病症輕重依序可分為幾個層次：

痠痛：初步輕微，但具警示的症狀。

跟腱發炎（跟腱炎）：肌肉運動時，跟腱的末端受力最大，也最脆弱，用力過猛、超過負荷便容易發炎。

跟腱鈣化：若產生病症的狀況未獲得改善，便容易週而復始進一步產生鈣化，中國飛人劉翔在二〇〇八年北京奧運出賽引發足跟疼痛，最後宣布退出比賽，就是因爲跟腱的鈣化問題作祟。

跟腱退化：若持續發炎現象未消滅，

後跟痛不同診斷部位

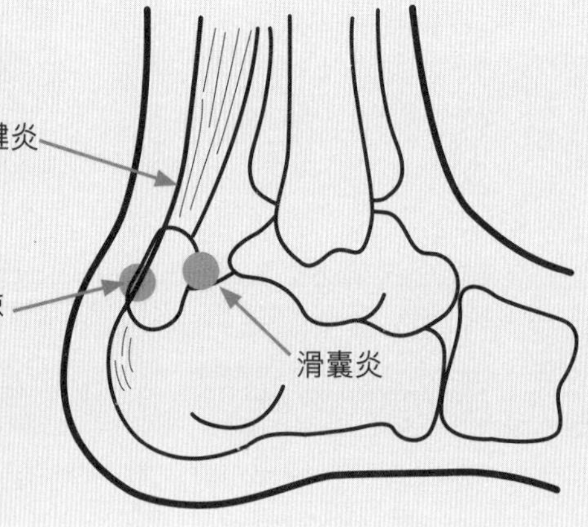

導致發炎的部位慢慢壞掉，甚至腫大、失去彈性，就會形成跟腱退化。

◆**跟腱滑囊炎：**跟腱在前端與骨頭接觸的地方有個滑囊，所以它痛的位置不是在跟腱上面，而是在跟腱前面深處的滑囊發炎。

◆**哈格蘭（Haglund）骨棘症候群：**又稱為「pump bump」，是因為跟腱與跟骨持續摩擦，產生骨贅生所引發軟組織腫脹的疼痛。

位置只差一點，治療方式就大不同

「後跟痛」與「足跟痛」是不一樣的，足跟痛是指腳底痛，但是後跟痛的部

哈格蘭骨棘症候群

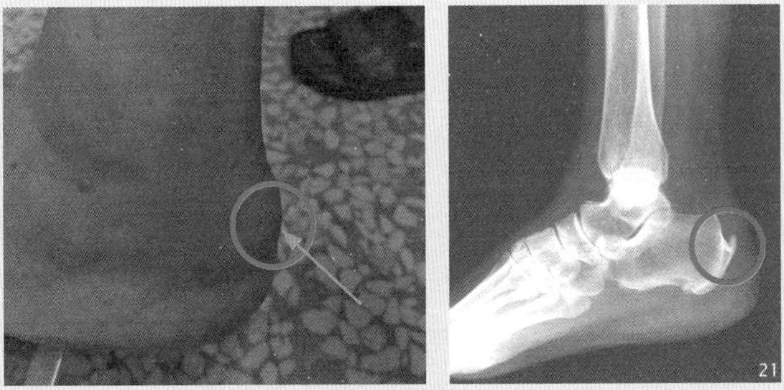

位，則是在腳的後面。

「根據痛的位置不同進行診斷及治療！」這個醫療原則在面對「後跟痛」方面特別重要。例如跟腱炎及滑囊炎位置只差一點點，診斷就不同：

◆跟腱炎：跟腱由於就在皮下，血液循環不佳，自我癒合能力差，盡量不用局部類固醇注射。治療多以伸展運動及標準物理治療（超音波、電療、熱療）為主，慢性病患於一般治療效果不佳時，可以考慮震波或血小板濃縮液注射。每年我們都會遇到幾位患者為了求快，在別的醫療院所局部注射類固醇，結果一兩年後跟腱斷裂需要進行重建手術。

◆跟腱滑囊炎：局部注射治療效果良好，副作用較少，也不容易復發，這是因為它所在位置比較前方，離跟腱還有一點距離。

但相對地，若是屬於跟腱炎相關症狀時，局部注射療法則會適得其反！因為跟腱承受了全身的體重，若在跟腱上面注射類固醇的話，雖然短期內疼痛不見了、局部發炎現象消除了，病人覺得問題被根治了，但事實上，因為跟腱發炎是屬於機械性摩擦或拉扯等過度使用症候群，所以局部注射只是暫時性地抑制發炎而已，一旦病人再次過度使用與運動的時候，就會出現更大的問題，可能導致跟腱退化甚至斷裂。所以除非確定是跟腱滑囊炎，否則局部注射多不適用於後跟痛。

◆哈格蘭骨棘症候群：起因於跟腱與跟骨的摩擦，所以這類病人跟骨部份的骨頭會特別大，這是因為摩擦後產生增生，增生的腫瘤再經過不斷摩擦後再增生，如此惡性循環，導致跟骨後上方會特別大，一般休息即可改善。但若無法從生活形態上著手調整改變，摩擦現象勢必無法解除，也就不容易痊癒，萬一保守治療（一般醫師多採用口服藥與物理治療）三至六個月後依舊沒有效果，則可以考慮開刀切除（見下圖）。

總之，若要在跟腱上或跟腱與骨頭交界處，進行局部注射的話，理論上是不好的。若在某種情形下一定得這樣使用的話，則務必請

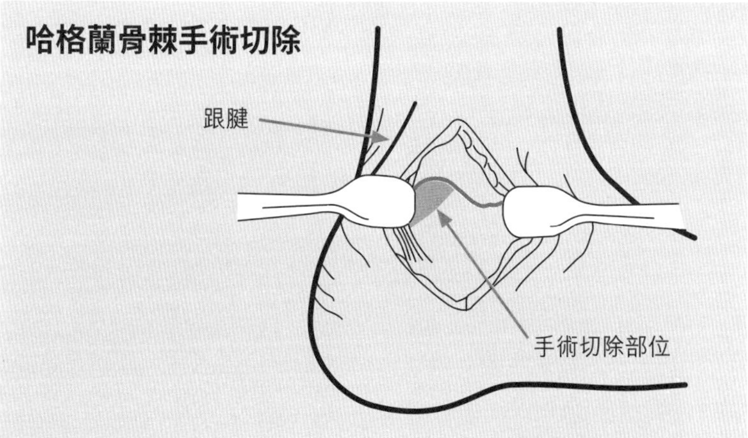

患者在打完針後休息六週以上，千萬不能因為不感覺疼痛便掉以輕心，才能避免造成更大的傷害甚至跟腱斷裂。

每天拉拉後腳跟，強化跟腱肌力

現代人幾乎很少有赤腳的機會，鞋子後跟通常比較高一點，特別是女性，就算是平底鞋的後跟也有高度，甚至連睡覺的時候，腳也多是腳背往下，呈蹠屈的狀態，換句話說，現代人的跟腱幾乎長期處於攣縮的狀態。

為了強化支撐全身關鍵重量的跟腱肌力與健康，雖然赤腳機會不多，爬山機會也不多，還是可以利用零碎時間做一些拉筋的動作，以強化跟腱的承受力，比如：

◆騎腳踏車：騎腳踏車的時候，跟腱會隨之伸直、彎曲，也有伸展的功能。

◆每天起床後，上廁所或刷牙時，用前腳掌在浴室的門檻上站一會兒，讓後腳肌腱得到伸展。

◆洗澡時，用手按摩腳丫子，拉一拉後腳跟腱。

這些動作看起來好像微不足道，但是每天利用時間拉一拉後腳筋，對你的腳底或後腳跟一定有幫助，長期下來，腳跟發生問題的機會相對也會比較少。這也是為什麼在一些瑜伽或健身操課程中，拉後腳跟腱多是必備的動作之一，因為它是全身最大的肌腱，對人體的伸展扮演著舉足輕重的角色。

後腳跟腱是人體最大的肌腱，很容易斷，又很容易發生問題，在臨床上這部位有問題的人很多，所以平常「拉拉後腳肌腱」就像「動一動腳趾」一樣，只不過腳趾是往下抓，跟腱則是往後拉開來，這看似簡單的動作，無論有沒有病，對人都是有好處的，因為等到有狀況再做就來不及了。更何況，透過後腳筋的伸展，讓腳底的張力、壓力減低，同時也可以改善足底筋膜炎；其實這兩個部份是連在一起的，你可以想像跟腱連到腳跟，腳跟再連到足底筋膜，呈一個L字形連接在骨頭上，若太緊會有問題，太鬆也會有問題。

但也不要過於求好心切，要注意拉筋是力求適度，不要過度，否則跟腱也有拉傷的可能。

眼鏡小醫多告訴你一點

腳底痛是骨刺造成的嗎？

一般人所指的「骨刺（spur）」是個誤稱，雖說廣為大眾所使用，但其實只是增加大家的誤解。正確說法是骨贅生（osteophyte），是指關節軟骨退化、損壞，造成關節密合度不佳而有不穩定的現象，人體為了減少這種不穩定就慢慢長出來的多餘骨頭。這些骨贅生以立體的形狀看來比較接近盤子邊緣的樣子，但X光從平面照過去看起來就像是「刺」了。事實上根本沒有刺。

足底雖然不是關節，但由於足底筋膜的拉扯退化產生「拉扯性骨贅生（traction spur）」，片狀的鈣化從側面看來也是「骨刺」的樣子，其生成原理與關節骨贅生不同，但同樣不會有腳底刺到的問題。

06

每天五分鐘動動腳趾頭，預防爪狀趾

「醫生，請你把我這根腳趾頭剁掉，好不好？」

我聽了嚇一跳，竟然有人自己要求截肢，這是怎麼回事？這位阿伯把鞋子一脫，裸露出變形的腳趾，原來是長得像武俠小說形容的五陰白骨腳——「爪狀趾」！

細看老先生的爪狀趾，變形的情況已經僵硬了，屬於經年累月造成的僵直性爪狀趾。為什麼會拖到這樣的地步才就醫？這大概跟爪狀趾造成的症狀並不特別痛苦有關。

爪狀趾的疼痛大多來自於弓起來的腳趾，趾節摩擦到鞋子，或者弓起來的腳掌下壓力增加，這兩方面都可以藉由一些方法，如穿著特殊鞋墊或寬鬆一點的鞋子來減緩疼痛；至於美觀的考量，因為腳趾都包覆在鞋子之中，很多老一輩的人更是不

在意。（見下圖）

截肢看起來或許是個簡單的選擇，尤其是對活動力低的老年人來說，但如果不是不得已，我們都不應該切除還有功能的肢體，且截除一趾可能造成另一腳趾的歪曲，就像缺了一顆牙的牙齒排列一樣。

爪狀趾的治療牽涉到內在肌、外在肌、關節等很多方面的平衡，其實各

爪狀趾在鞋中造成疼痛、硬皮甚至潰瘍

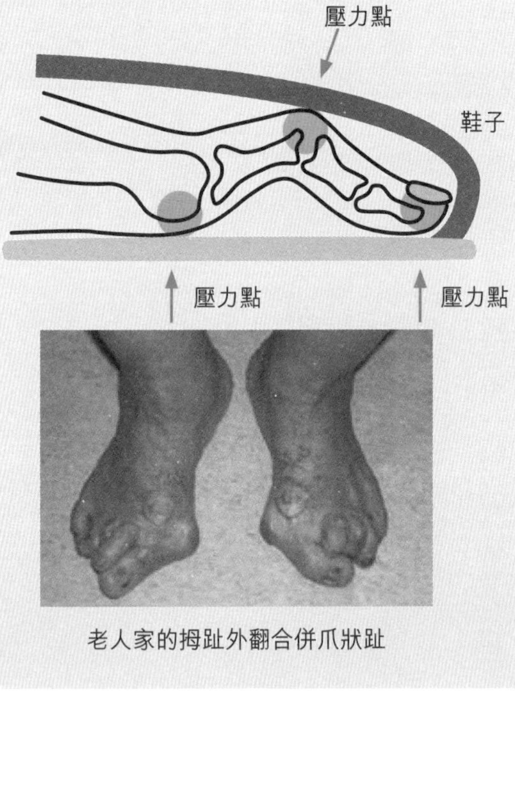

老人家的拇趾外翻合併爪狀趾

方面的考量非常複雜。因為爪狀趾算是不同病因所引發的症候群之一，所以對於爪狀趾的治療，必須先探究它的原因，再針對病因來治療，結果才可能令患者滿意。

大體上，爪狀趾的產生，可以分為退化、外傷與神經病變三大成因。

肌腱退化，天天運動腳趾就可改善

由於大眾媒體的宣導，人們都知道骨骼、關節會退化，骨骼的退化就是骨質疏鬆，而關節的退化就是退化性關節炎，其皆有相對的商品在販賣。肌腱退化由於沒商品可賣，所以這樣的觀念就沒人宣導。因此人們常常忽略肌腱也會退化，而肌腱退化也是造成爪狀趾的元兇之一。

因為現代人行動都習慣穿鞋，根本沒有機會運動腳趾，尤其大腳趾以外的小趾，更是長期閒置，時間一久，肌腱自然退化失去平衡，也就容易產生爪狀趾。

這類屬於小趾頭肌腱退化所造成的爪狀趾，如果長期沒有改善而有疼痛、穿鞋困難的問題，可利用一些肌腱轉位或鬆解手術來改善，但在手術之前，還是建議病人先做自我復健與腳趾運動，有空就多活動腳趾頭，把腳趾頭盡量往下抓、往下

天天五分鐘，讓腳更有彈性

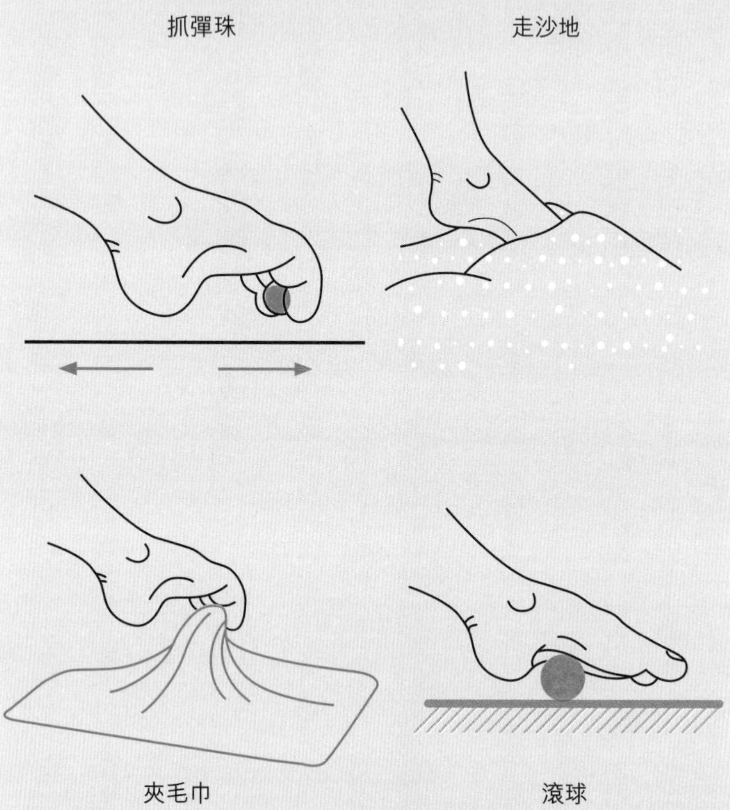

壓，或練習以腳趾頭抓取東西，這樣可以減低足底壓力。只要功能還未退化到僵直性攣縮，透過這樣的腳趾運動通常會改善很多，不一定要手術。但是切記，運動腳趾的活動必須持續！絕對不能三天打魚、兩天曬網。（見上頁圖）

外傷造成爪狀趾，肌肉鬆解術簡單速效

有些病人的腳遭受骨折等嚴重的外傷，在經過復位固定之後，傷口看似漸漸痊癒，但沒想到過了兩、三個月後卻出現爪狀趾，這是因為經過嚴重的外傷後，軟組織嚴重受損，出血充滿小腿的某個腔室造成缺氧，使肌肉萎縮而引發攣縮，造成爪狀趾現象（腔室症候群）。

在這種情況下，醫師會建議進行肌肉鬆解術。如果是後腔室攣縮，就做後腔室附近的肌肉放鬆手術；如果是前腔室攣縮，就必須做前腔室附近的肌肉放鬆手術。

有些醫師可能缺乏足踝專科的訓練，看到爪狀趾就直接從趾頭部位來做放鬆術，這種做法不僅事半功倍，而且傷口很大，術後效果也不好。除了確認部位之外，針對攣縮的腔室做放鬆手術，也必須考慮病患是否還有因外傷所造成肌肉結構

不平衡的問題，如果有的話，就必須再加上一些骨骼的縮短術或關節的整形術。

嚴重情況下，病人的爪狀趾甚至可能造成腳趾頭不是趾腹著地，而是趾甲著地，嚴重影響到日常活動。經由鬆解手術後，多數病人的足部都可顯著立即地恢復功能。外傷所引起的爪狀趾，影響的肌腱較少，手術簡單，病人通常都可以得到滿意的結果。

神經病變造成爪狀趾，患者不同，治療方式也不同

「神經病變」顧名思義，就是因為神經性疾病造成腳神經不協調所引發的現象，如小兒麻痺、腦性麻痺、糖尿病足（因為糖尿病會破壞運動神經）等，這類型的爪狀趾治療最為複雜，因為其成因背後所牽涉的範圍甚廣，爪狀趾現象只是整個系列問題中的一小部份。在爪狀趾病徵外，可能還連帶關節的垂足攣縮、合併肌腱……等多重問題，除了需要更大範圍的肌腱轉位術、鬆解術之外，還必須考慮病人可能因為垂足攣縮，促使病人慣用前腳掌著地，如果硬把它矯正成一個正常平足的話，會使腳的長度縮短，也可能使某些肌腱的力量不足，影響到往後足踝的功能。

所以並不是只透過鬆解手術就可大功告成，這部份必須與病人溝通，依照病人的需求選擇不同的治療方式，因為以神經病變的情況來說，其他問題所造成的症狀，其痛苦可能遠大於爪狀趾，所以治療千萬不可捨本逐末，須從大處做整體的考量。

腳不只大拇趾，小趾也很重要

在足踝分科中，踝關節、距下關節、跟骨……等後足器官，一旦受損所引發的痛苦，一般來說會高於前足器官，而且多會立即影響行動力，所以後足疾患受到的重視普遍高於前足，至於在前足中，大家目光的焦點也多集中於大拇趾，相對來說，其他趾頭所能分到的關愛眼神微乎其微。

但是，隨著生活品質與機能意識的抬頭，「小趾疾患」所造成的病徵也漸漸受到重視，台灣近年足踝醫學會討論的主題，也從以往的後足、大拇趾，轉變為「小趾疾患」，其中便包括了爪狀趾、蹠痛等症狀。我非常樂見這樣的轉變，因為以爪狀趾來說，雖然常常被放在治療的末端，不被人所重視，但其實當中有非常深的學問，如果醫師與病患沒有深入了解，不知道探究背後複雜的病因，就很難得到良好的治療效果。

07

小兒扁平足的兩大治療關鍵期

社會上關於小兒扁平足（先天性扁平足，俗稱鴨母蹄）的資訊主要來自三方面：

◆矯正鞋具公司：因爲商業因素的考量，自然積極鼓吹患者多多利用矯正鞋具。

◆復健師或復健科醫師：由於足踝手術並非他們的專長，因此除了建議家長購買矯正鞋墊、肌內效貼布等輔助器材外，頂多以拉筋及長期復健來治療。

◆小兒骨科醫師：認爲幼兒時期的扁平足，大都會隨著年齡的成長，足弓發育完整而改善，除非特別畸形不能活動，否則順其自然，不需要特別治療。

就這樣，小兒扁平足就像支德州安打，落在二壘手與右外野手，或遊擊手與左外野手之間的空檔，形成醫療的三不管地帶，究竟需不需要擔心、需不需要花大錢買矯正鞋墊、手術能不能根治，說法莫衷一是，常讓家長不知該如何是好。

那究竟是該及早發現、及早治療？還是順其自然就好？

扁平足「矯正鞋墊」真的有用嗎？

許多家長為了想「及早」治療心愛寶貝的扁平足，於是懷抱希望，動輒花上數千甚至上萬的金錢為子女購買矯正鞋墊，然而結果卻是數年後希望落空，與期待相去甚遠。

曾有研究將小兒扁平足的孩子，隨機分成穿著矯正鞋墊的實驗組與不穿矯正鞋墊的對照組，五年之後，發現穿不穿矯正鞋墊，扁平足的程度都沒有什麼明顯差別。

我的解讀是，因為患者不可能二十四小時都穿著矯正鞋墊，肌腱在沒有鞋墊的情況下，仍會該鬆不鬆、該緊不緊，就像拇趾外翻矯正器一樣，其實只能短期改善症狀。換句話說，矯正鞋墊對因扁平足而造成的痠痛與步態修正，確實有幫助，但對於足弓角度卻沒有矯正的長期實質效果。

因此家長不需要浪費錢去買那些號稱訂做，實際上是射出成型，效果不彰卻又貴得嚇人的矯正鞋墊，只需要購買一雙價值一、兩千元的醫療級足弓支撐鞋墊，就可以舒緩小兒扁平足的不適了。

◆七～九歲：小兒扁平足黃金觀察期

相關數據顯示，兩歲以下的小孩幾乎都是扁平足，但隨年齡增長，十歲以後，只有四％的孩子會有真正的扁平足。也因此，許多小兒骨科的醫師都建議家長，實在不需要一看到子女有足弓塌陷的情況，就過於緊張。

但是，「如果我的孩子就是那四％的小兒扁平足患者怎麼辦？」這恐怕才是家長心中最放不下的一塊大石頭。的確，台灣每年二十萬新生兒當中，按比例會有八

足底印：扁平足分級

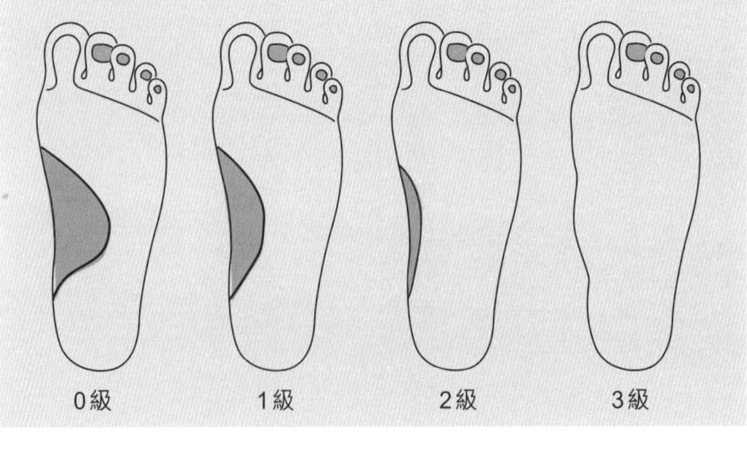

千名孩子是貨真價實的小兒扁平足，人數不能說少，但家長到底該如何才能確實得知孩子是否罹患小兒扁平足呢？（見上頁圖）

事實上，從足踝外科醫師的觀點來看，足弓塌陷並不是判定小兒扁平足的絕對條件，有疑慮的家長可以在孩子七～九歲左右，仔細觀察當孩子雙腳跟合併站立時，小腿的中心線是否呈現彎曲，若同時具有前述兩種情況，才必須進一步請教足踝專科醫師。

一般來說，嚴重的小兒扁平足會有一些外翻足的症狀，如腳尖外旋、足跟不正、腳內側有很大突起等。所以若是因腳內側張力過大，引發疼痛，或走路時以腳內側推進，形成步態內八等症狀，就應該及早至醫院做更精密的檢查，以免延誤扁平足的治療時機。

◆十四～十六歲：輕鬆根治的最後關鍵期

多年前我到國外參加足踝醫學會舉辦的研討會，發現一種以鈦合金或高密度聚乙烯材質製成的內矯正器進行的手術，稱為「距下關節限制術」，其原理就像是把穿在外面的矯正鞋墊植入腳內，所以效果十分顯著，加上小兒扁平足的患者都還在成長階段，隨著時間，肌腱的生長自然會永久定型在正確的鬆緊度。（鈦合金及高密度聚乙烯都是一般人工關節所用的材料，已經使用數十年，證明長期在人體內的安全性。）

這項在先進國家行之有年的手術，在國內仍乏人問津，其實「距下關節限制術」不但可以根治小兒扁平足，而且傷口小、恢復迅速，病人術後馬上就可以活動。不過，這項療效顯著的手術卻有個限制，就是必須在孩童足弓完全發育前進行，以目前小朋友成長較快的情形來看，最遲應該在十四～十六歲前進行手術，否則等小朋友長大，小兒扁平足演進為僵直性的成人扁平足，這時候的矯正手術就只有截骨斷筋一途了。

小兒扁平足及時治療，手術簡單又有效

十幾年前我開始引進「距下關節限制術」的治療方式時，也曾擔心這種手術的預後會不會沒有想像中的好。但這是嚴格的美國食品藥物管理委員會（FDA）核准的醫材，且隨著手術經驗的增加，所有患者術後門診追蹤均表現良好，無明顯不適

感，我才感到信心大增，多次在國內外醫學會發表治療結果。術前，大多數家長對於讓小孩子手術總是頗有疑慮，但看到術後步態的改善活動度增加，像變了一個人似的，常常會笑逐顏開地向我道謝，甚至好奇為什麼沒有更多的人接受這樣簡單有效的手術呢？孩子是國家未來的主人翁，如果每年八千名小兒扁平足的孩童，都能在兩大關鍵時期，適時地選擇正確的治療方式，那豈不是可以讓許多原本陰鬱、不愛活動的孩子，能擁有更健康、更具生活品質的未來！

何謂「距下關節限制術」？

相對於骨骼關節已經硬化的僵硬性扁平足（rigid flatfoot），小兒扁平足大多為柔軟性扁平足（flexible flatfoot）。這種扁平足由於足部關節過度柔軟無力，而形成足弓塌陷、腳掌外翻的現象。

為了減少關節的過動現象，醫界發展出一種簡單的手術，只要在距骨及跟骨之間（也就是距下關節前緣）置入一個外來物，來限制小兒扁平足的外翻及塌陷，就可改善其變形的嚴重度。其材質有鈦合金、樹脂（聚乙烯），甚至是可吸收的生物材質，因不同設計，其形狀及固定方法都不同。

由於這種手術傷口很小，約一到三公分，術後大多可立即行走，只要短期內不進行激烈運動即可。但也由於這種手術很小，較不適合

眼鏡小醫多告訴你一點

太過嚴重或過度僵硬的扁平足，這時必須再加上其他如肌腱放鬆或截骨矯正手術，才能改善扁平外翻變形。此外，雖然距下關節限制術可以馬上改善患童的腳部扁平外型，但肌肉力量只能自我鍛鍊，所以術後運動復健是很重要的。

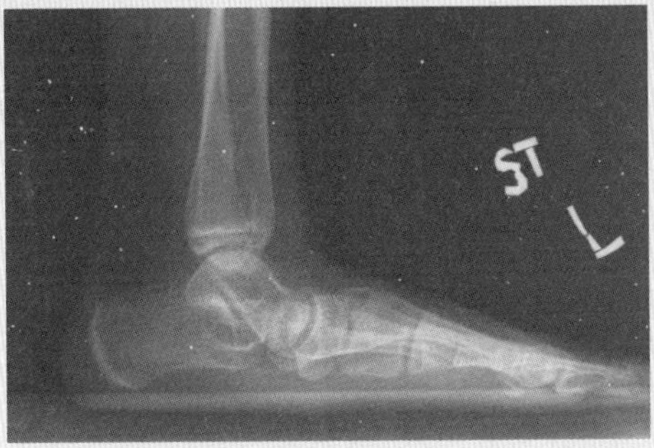

手術前

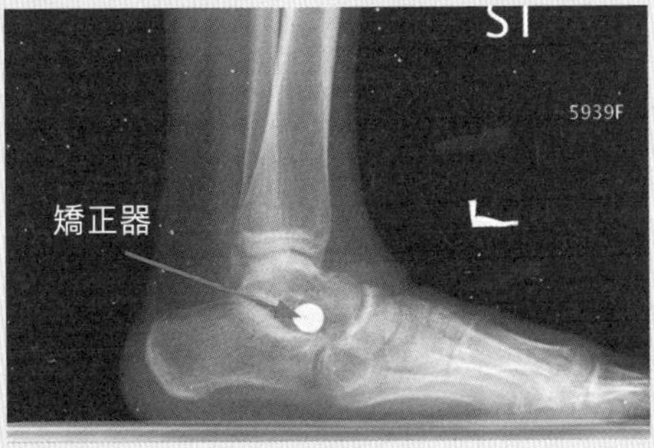

手術後

08

後天性扁平足——肌腱退化，足弓累了

事實上，扁平足並不是只有先天性的，還有後天性的扁平足。成人扁平足的比例並不低，尤其好發在中老年婦女身上。這可能是因為婦女容易中年發福，而且女性天生的肌腱、關節、韌帶、肌肉……等器官的結構都比男性小，以致一旦開始發胖，肌腱、韌帶承受的壓力較男性更大，久而久之，腳弓也不得不向你說：「我累了。」所以發生「後天性扁平足」的相對比率，女性就比男性高。

究竟，是什麼樣的情形會造成後天性扁平足呢？關鍵就在於「退化」。講到退化，大家第一個聯想到的不外乎關節、軟骨，卻很少有人會想到肌腱其實也會退化！而後天性扁平足最主要的病因就在於「後脛肌功能不良」，也就是因為後脛肌肌腱退化，力量不足，造成足弓塌陷。（見下頁圖）

在此必須強調，不是「後天性扁平足」就沒有先天的問題。後脛肌腱的退化，除非是因為受傷造成內側韌帶肌腱斷裂，否則通常都是因為先天就有某些扁平足的傾向，但因為未能察覺或不在意，沒能積極治療，然後隨著時間成等比級數惡化所導致。

我常以車子比喻足踝，即使是一台全新的跑車，如果其中三個輪胎充飽氣，另外一個輪胎「漏風」，那保證一趟高速公路下來，車子一定「整組壞了了」；足踝也是一樣，如果骨骼結構、軸線正確，力量的傳遞分均，使用壽命自然長，反之當然就容易早早報銷囉。

後天性扁平足（後脛肌功能不良）

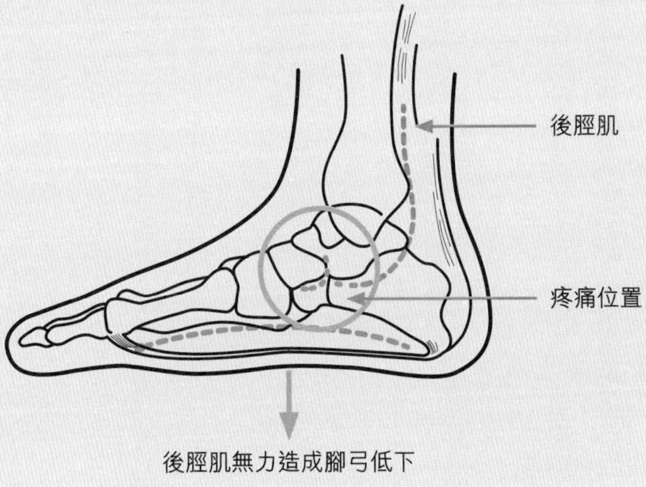

肥胖是骨科疾病的「好朋友」

請一定要記得：足踝是承受全身體重於方寸之間的器官。過重的負擔，勢必會造成足踝的不堪負荷與傷害，所以下肢很多疾病都與肥胖脫不了關係。這也難怪國外許多醫學文章與專業網站，都將「減重」這個議題放在骨科分類中，而非只是腸胃科或是新陳代謝科。所以，要改善骨骼肌肉系統，除了手術、復健外，減重大概是最積極的做法之一。

切記，肥胖往往是骨科疾病的「好朋友」，為了避免自己可能已有先天不良的傾向，而且就算先天基礎良好，也無法忍受長期在承載過重情況下的彈性疲累，更何況隨年紀增長，器官功能也會退化。綜合諸多因素考量下，應該要設法讓自己的體重維持在良好狀態，避免重力加速度，導致自己一不小心就踏上後天性扁平足的末路——「關節退化」。

還有一點要說明的是，後天性扁平足好發在中老年婦女身上，除了「重量級」原因之外，另外就是與過度站立勞動及走路有關。台灣的媽媽們吃苦耐勞世界第一等，請讀者記得也要多關愛媽媽一些，回家別忘了跟媽媽說一句：「謝謝媽媽，您真偉大！」

後天性扁平足分為四級，分級治療可根治

許多人，甚至包括一些骨科醫師，都刻板地認為「後天性扁平足」只能保守治療，所以常常會讓人忽略它。事實上，這是不正確的觀念，只要將足踝的結構、軸線調整安當，後天性扁平足還是可以經由醫療手段獲得完全改善。

以足踝專科來看，後天性扁平足可分為四級：

◆第一級：後脛肌發炎、疼痛，但腳尚未扁平變形。

通常會建議病人穿鞋墊，減輕後脛肌負擔，並配合藥物、復健、物理治療等方法來治療。

◆第二級：可動性變形現象，患者的扁平足不明顯，通常要施力踩在地上才會顯現出來。

這階段的腳不但發炎，還有肌腱無力、腳弓無法負擔重力的情況，這時可依照病人情況，除了採取如第一級的保守治療，也需考慮進行肌腱轉位強化及截骨手術矯正。

◆第三級：不可動性變形現象，不但變形，而且還僵硬了，即使在不著地施力的情況下，扁平足也清晰可見。

進行保守治療但感覺療效不彰的第二級患者，或者已經僵硬化的第三級患者，就必定要進行矯正手術。由於「成人扁平足」不像「小兒扁平足」一樣，可以置入矯正器（距下關節限制術），等其自然改善，所以手術是把變形的關節及無力的肌腱矯正到比較好的位置，改變力量的分布。依不同的情況用不同的方法，包括：骨矯正手術（將跟骨內移）、肌腱強化術（把過度鬆弛的肌腱拉緊）、肌腱轉位術（取別條肌腱來幫助拉住內側的足號）、肌腱延長術（將外側及後側過緊的肌腱放鬆），甚至配合關節融合及距下關節限制術等等。

◆第四級：關節已經退化變形的扁平足。

如果不幸已經惡化到第四級，那就只好「先破壞，再建設」了，把壞掉的關節矯正重接，才有可能改善扁平足的症狀。其中融合距下關節、距骨舟狀骨關節及跟骨立方骨關節稱為「三關節融合術」（見下頁圖），堪稱腳部最大手術，需將四個骨頭及三個關節融合在一起。但退化性扁平足拖到這時候才就醫，難免會有一些壞處，如：手術時間長、融合成功率較低、恢復時間較久、術後僵硬感等。

此外，關於後天性扁平足，還有幾點必須強調：

◆**後天性扁平足的嚴重程度是漸進的**。第一級如果不管它，就可能慢慢演變成第二級，第二級如果還是忽略它，就會變成第三級，最後則會惡化到第四級，造成關節受損以致必須進行融合術，這樣說起來似乎很不可思議，但確實有許多這樣的案例。

所以，千萬不要因為小時候扁平足的症狀輕微就掉以輕心，導致長大後不注意

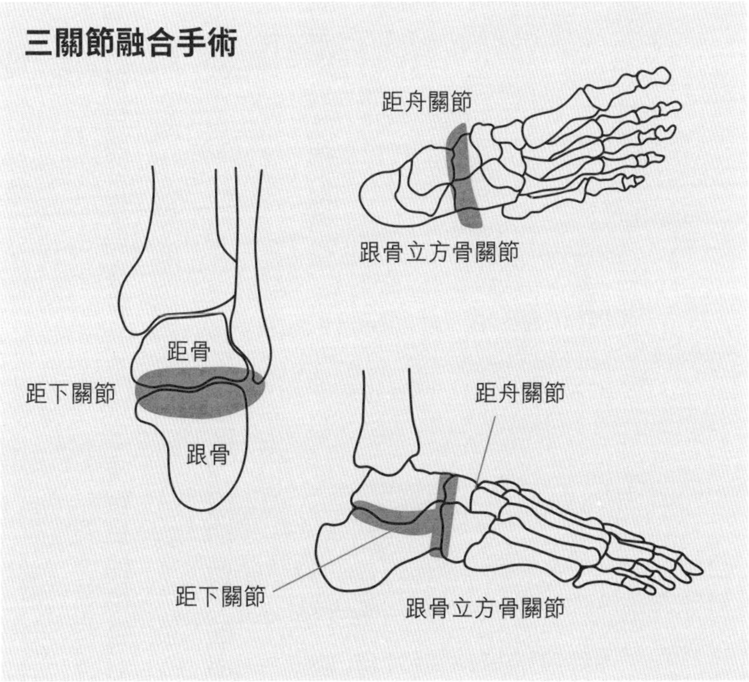

自身有扁平足的現象，因而錯失治療時機造成終身遺憾。也千萬不要有「後天性扁平足」無法治療的錯誤觀念。

◆**後天性扁平足並非普通毛病，治療時一定要尋求有足踝專長醫師的專業意見。**曾有位病人，不過二十幾歲，之前在其他醫院進行後天性扁平足手術，結果被「一根鋼釘插進去」治療法搞到術後幾個月走路沒多久，鋼釘就斷在關節內，關節遭到破壞，疼痛變形也沒有解決，輾轉到我這兒時只能進行融合術治療。

◆**足踝問題不要拖，可能拖到最後只能部份修復。**足踝是非常精密的器官，由二十六塊骨頭組成許多細小的關節，損壞到了一定的程度後，要處理全部的關節是不可能的，頂多只能處理其中幾個受損比較嚴重的關節，因此無法像膝蓋一樣，只要置換人工關節，功能性就可恢復到九十%左右。萬一後天性扁平足已經嚴重到第四級，即使進行三關節融合術，治療的目標也主要是減輕疼痛，並盡量恢復腳部外形及功能。如果腳部原來的功能可以從術前的三十%提升到七十%，就稱得上是很大的成功了。因此腳部的疼痛及變形，如果能及早治療就不要「拖」！

09 X、O型腿自我檢測——鐘擺現象助你一臂之力

X、O型腿是個「被製造的疾病」嗎？我們到底應該根據何種標準來審視內曲或外彎的腳是否真的有問題？

在門診中，常常可以見到許多心急的家長帶著自己的心肝寶貝來問我：「醫生，你看看我兒子，這腿是不是有點外八或內八啊？這是人家說的X型腿或O型腿？這不正常嗎？」

X型腿或O型腿，真的不正常嗎？

我想問的是：到底什麼是正常？什麼是不正常？

一般來說，所謂「正常」是一個很寬鬆的範圍，但某些人為了商業目的，會

訂出一些嚴苛的規格，就像在美國有一種病：「雄性激素缺乏症」，醫生會讓你打針、吃藥，甚至半威脅性地告訴你，要是不治療就會如何如何，但是雄性激素到底多少才是正常？這領域到目前為止還是醫界不甚了解的模糊地帶。

根據嚴謹的研究，其實打針、吃藥與「雄性激素缺乏症」之間的關係並不明顯，可以說是一種典型被製造出來的疾病，而X、O型腿，常常也是類似的情況。

我在網路上搜尋了一下有關X、O型腿的相關資訊，發現前幾名都與商業行為有密切關係，商業行為本身並沒有問題，糟糕的是他們都打著醫療的旗號來包裝，一些離譜的療法也因此堂而皇之地登上檯面。眼看著許多社經地位較低的家長，為了下一代好，把血汗錢拿去幫孩子整脊、綁橡皮筋或一些花費高昂的離譜療法，實在令人心疼。

有一次看到日劇《東大特訓班》中的櫻木老師告訴大家：「那些頭腦好的人故意把規則弄得很難明白，而那些頭腦不好的，只能傻傻被騙，這就是現狀。也就是說你們這種懶得去思考的人，只能一輩子被騙，一直付著昂貴的費用，所以你們不想被騙的話，就給我好好唸書！去東大！」人類對於權威的認同是普遍的現象，但如果不去檢查是不是真的生病，就會讓自己白花冤枉錢。

X、O型腿自我檢測：偏離鐘擺軸線了嗎？

既然我們要充實醫療知識來避免成為冤大頭，那又該如何判定孩子的X、O型腿是否「正常」，還是真的「不正常」到需要治療？大體來看，有三項判斷標準可以協助我們，如果家長們依下述三點檢視過都沒有太大問題的話，其實也就不必過於擔心。

◆有沒有症狀？

所謂症狀是指：是否會疼痛？走路不穩，容易跌倒？如果沒有症狀，硬要說X、O型腿是「病」，實在也有點牽強。如果會痛，則有可能是貧血、腫瘤或其他全身性疾病而產生症狀，這就必須探究原因，持續觀察。

◆是否符合鐘擺現象？

正常情況下，小朋友剛出生的時候，大部分都是腳往內彎，類似螺旋腿、O型腿的情況，隨著成長，小朋友慢慢開始學習走路，肌肉、肌腱會開始鍛鍊，漸漸變直，到了兩歲時腳反而會有點往外彎，呈現X型腿的情況。三歲時此情況是最嚴重的時候，之後隨著腳的發育健全，會慢慢變成正常的樣子，這種從O型腿漸漸擺盪到X型腿，然後再擺盪到中間正常值內的情況，稱之為「鐘擺現象」；而三歲則是關鍵期。

所以當你發現孩子偏離了該年齡應該有的狀況，例如在三歲時竟然還呈現O型腿，那可能就有問題了，應該要找骨科醫師檢查一下，看是否有軟骨生成不全或維他命D不足所引起的骨頭發育不全……等情況。

◆兩腳是否對稱？

若兩邊腳發育的程度不一樣，那也必須多注意。如果兩腳都是同樣外彎或內彎，那頂多是生理性的X、O型腿。但如果兩邊不對稱，比方說一隻腳直，一隻腳歪，那就要小心成長發育有問題了。

根據研究顯示，X、O型腿的鐘擺現象到七、八歲時便會停止，所以要是過了三歲後，X、O型腿的現象並未隨時間好轉，甚至更變本加厲，那大概就是所謂的X、O型腿。但只要生活沒有因此不便，也不會痛，就算腳有點內彎或外旋又怎樣？這就像高矮胖瘦一樣，沒有所謂的「正常絕對值」。它並不是病，不如以開放的心胸坦然面對。

別只為了美觀「動大樑」

或許有人會問說：「難道X、O型腿就沒辦法治療嗎？」當然可以，在發育定型前，X、O型腿情形很嚴重，（強調！是真的很嚴重喔！）還是可以用支架矯正。雖然根據醫學文獻顯示，效果其實也很有限。當然，你也能選擇開刀矯正，不過在醫界會建議你做這種手術的情況，可說是少之又少。

畢竟，足踝外科跟一般整形、美容外科的手術考量有其根本不同，整形、美容外科的主要訴求是美觀，把鼻子變挺、眼睛變大、嘴巴變小，在意的重點是美不美；但對足踝外科來說，在意的卻是功能性的問題。腳，是要拿來走路的，就算你有一雙美腿，卻「只能觀賞，不能行走」，那根本就失去了意義所在。

總之，若只是因為愛美，而去進行這種以功能性為訴求的腳部手術，除了要忍受痛苦的過程之外，後面併發的感染等問題也叫人憂慮。我常拿房屋裝潢來比喻，抽脂或在臉上做文章，就跟粉刷油漆一樣，算不上什麼大工程，但腳就跟房屋的大樑一樣，若要進行相關的手術，就與更動房子結構蓋樓中樓一樣，要有付出一定代價的心理準備。

基於上述考量，對於X、O型腿的患者，我良心的建議是：控制體重，減少關節與韌帶的壓力，多運動多伸展；並且注意自己是否因為肌腱、韌帶或軟組織過鬆，而連帶有扁平足的問題。

尋求專業幫助才是正道

現代社會人們總是把小朋友捧在手心上，就算父母對子女的X、O型腿不太在意，阿公阿嬤也絕不肯善罷甘休，所以要是家長真的對孩子腳的發育有疑慮，想要求安心，最正確的作法還是找足踝專科醫師尋求專業意見，即使不幸碰巧是那萬分之一需要治療的例外，也能受到比較好的醫療照顧，所以千萬不要相信坊間不具學理根據的資訊，讓自己成為「被製造疾病」下的冤大頭之一。

Chapter 4

腳的創傷與運動傷害

01

腳踝扭傷——一失足可能變成困擾終生的千古恨

幾乎每個人都有腳踝扭傷的經驗，對很多人來說，這不過是一個常見的小病，找醫師照照X光，或著去國術館給人「喬一喬」就好了，根本沒有什麼好擔心的。但是小病也有大學問，患者若不注意，「一失足」而成的腳踝扭傷，就有可能成為困擾終生的「千古恨」。

腳踝是一個楔狀的關節，上下彎曲可以輕鬆達到九十～一百二十度的活動範圍，但是往內往外卻只有少少的七度，所以當腳踝往內或往外過度彎曲時，很容易就會造成韌帶受損、斷裂，甚至骨折。

較常見的扭傷都是屬於外踝部位，這是因為內踝比外踝短，韌帶也比較強健，所以足踝比較容易向內彎，而當腳踝內彎過度的時候，外踝韌帶就容易受損，嚴重時就會聽到「啪」的一聲，這通常就是連接距骨與腓骨的前距腓韌帶受傷了。

腳踝扭傷的當下：P・R・I・C・E・

腳踝扭傷的當下，最重要的就是進行正確的初步處理，這也是許多人常常在講的R・I・C・E・或P・R・I・C・E・，這可不是指「米」跟「價格」，每個字母其實都代表著一個針對患部的治療步驟，也就是：

P（Protection）——保護患肢並提升活動度

R（Rest）——休息

I（Ice）——冰敷

C（Compression）——壓迫

E（Elevation）——抬高

後來加上的P可不是pain，而是早期扭傷的治療並沒有所謂的P（Protection，保護）的概念，它的出現代表著現代治療對於「如何積極維持正常生活機能」的重視，因為只有R・I・C・E・，病人還是不能活動，也不能正常上班、上課。有了P之後，強調保護患肢並提升病人活動度以趨近正常的狀態。

以往的P都是用石膏固定，（沒錯，不是只有骨折需要打石膏，韌帶受損也可以打石膏），但是台灣地處亞熱帶，密封著石膏會讓皮膚又熱又黏，長期下來還有陣陣異味，很不舒服，所以現在發展出許多新的護具，可以依據患者受傷的程度及位置來選擇。戴了護具之後，有些患者甚至連拐杖都不用就能正常走路。

患者只要能確實做到P．R．I．C．E．，不但扭傷會比較快復原，血腫比較容易吸收，受損的外側韌帶也比較不會因鬆弛而衍生出「踝關節外側不穩定」的問題。

腳踝扭了又扭：韌帶受損分三級

韌帶受損一般分為三級：

第一級：韌帶拉傷

第二級：韌帶部份斷裂

第三級：韌帶完全斷裂

如果是第二級甚至嚴重的第三級韌帶受損，就有可能演變成所謂的「外側不穩定」症狀，不僅會迫使肌肉要幫助鬆弛的韌帶拉住關節，造成肌肉與韌帶的痠痛，甚至也因此造成患者慢性、慣性化的一再扭傷。

所以扭傷的時候千萬不能輕忽，如果血腫得很厲害，有「黑青（淤血）」的情形，表示至少已達第二級傷害的程度，一定要請出P先生，以適當的護具保護患處，減少往後慢性不穩定發生的情形。當然，如果保守治療無效，就必須考慮手術治療，讓傷處盡速復原，此種正確判讀對活動量大的年輕人或是專業運動員來說更是需要。（見下圖）

也因此，有些醫師會讓患者站立著照X光，這絕不是故意虐待已經很疼痛的患者，主要是因為韌帶受損在X光片上是看不出來的，所以站立式的X光片可以更精確地幫助足踝專科醫師，從關節連結的狀況推測出韌帶受損的情形，以進行適當的治療。

修補重建踝關節外側韌帶

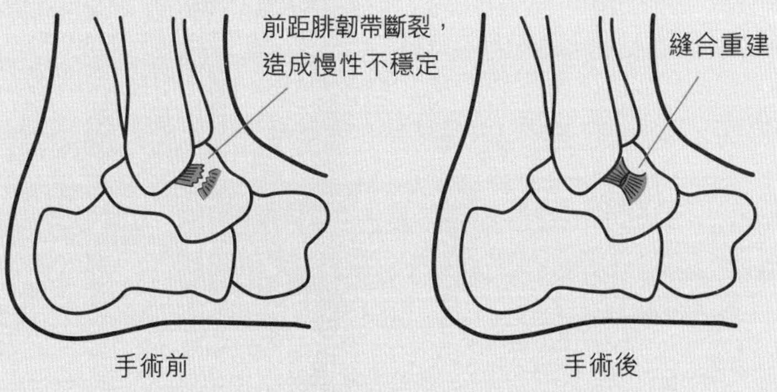

渥太華原則：簡易判斷「是否潛藏骨折危機」

韌帶斷裂多發生在年輕人身上，這並非意味著年紀大的人韌帶比較強健，而是年紀大的人一旦發生狀況，往往等不到韌帶斷裂，骨頭就先折斷了。

切記：這裡說的年紀大，未必是指人的年齡，主要是骨頭的年齡。比如有些女性雖然年紀不大，但骨質比較疏鬆，平常也沒有運動習慣，常常腳踝輕輕扭一下，就疼痛很久難以恢復，那就非常有可能是已經骨折了，但是因為年紀輕，所以也常會讓一般人輕忽，只做一般的扭傷處理。

既然腳踝扭傷有造成骨折的風險存在，特別是老人家或是骨質比較疏鬆的人機率較高，一旦不小心扭到腳，又該如何判斷是否已經潛藏骨折危機？

多年前加拿大渥太華大學有學者經過研究後，提出了兩點原則，協助我們自行簡易判斷是否潛藏「可能發生骨折」的危機，以及是否需要照X光？也就是「渥太華原則（Ottawa Rule）」：

◆扭傷後，是否還能自行走四步？

◆扭傷後，除了外踝前側外，按壓內外踝後側（踝關節六公分範圍內），是否

也會痛或是過度腫脹？

如果患者扭傷後能夠不依靠外力走四步，除了外踝前側外，也沒有特別疼痛的症狀，發生骨折的機率便不高，可以不必過度擔心；反之，就必須趕快去照X光，確定是否有骨折需要進一步的治療。

腳掌也會扭傷或骨折？

一般人常常以為只有腳踝會扭傷，其實腳掌本身也會扭傷，且同樣有韌帶斷裂或骨折的問題，但因為腳掌扭傷的機率相對於腳踝扭傷的機率要小得多，所以當患者就醫的時候，醫師往往只會針對腳踝照X光，而忽略了其他地方可能產生的傷害，例如第五蹠骨的基部骨折、第一第二蹠骨關節受損……等等，都是很常扭傷卻容易被忽視的腳盤、腳掌關節部位。

為了避免發生上述可能的忽略，我們應該在腳踝扭傷後第一時間做自我檢測，除了以「渥太華原則」自行檢測外，也必須察看痛點是不是在外踝骨頭凸出處前側，因為從結構上來看，患者的最痛點一定跟受損的位置有明顯相關性，所以當患者扭傷後的最痛點，一旦落在腳盤或其他位置時，就很有可能是扭傷腳踝以外的地方。

腳踝扭傷需要「保護性的動」

最後需要一提的是，當腳踝扭傷的時候，有些醫師會要求患者「不要動、不准踩地、不能走路」，這「三不」指令對必須支撐人類主要活動功能的腳而言，幾乎是不可能達成的指令，更重要的是，它也不算是正確的觀念。

先撇開人非植物，完全不動到腳踝是否可能的問題，事實上，關節若是長期處於不活動的狀態下，很有可能會衍生類似神經萎縮症的「複雜性區域疼痛症候群」（CRPS），所以腳踝扭傷除了需要專科醫師的協助，還應該配合復健雙管齊下，患者才有可能得到最好的醫療效果，也就是說，「保護性的動」其實是非常必要的。

眼鏡小醫多告訴你一點

從米到價格到警察原則

現代的腳踝扭傷原則，已經從早期的R.I.C.E.轉變為P.R.I.C.E.，強調保護（Protection），但其實最新的原則是P.O.L.I.C.E.（警察），除了保護、冰敷、壓迫、抬高之外，更強調O.L.（Optimal Loading，適當給予負擔）。根據新的研究報告，腳部扭傷的人進行保護性運動的結果，明顯好過只建議保護走路或不動的人。

何謂「複雜性區域疼痛症候群」（CRPS）？

最早被稱為「反射性交感神經萎縮症」（RSD），患者多由於受傷及過度固定造成神經失調，皮膚的顏色、溫度、流汗調節改變，會有廢用性骨質疏鬆、關節攣縮及不成比例的疼痛等症狀。

治療非常困難，除了趕快治療原因（例如固定骨折、復位脫臼等），

眼鏡小醫多告訴你一點

合理的活動關節及復健也有幫助。有時治療無效，還需要做神經阻斷手術或求助於疼痛治療科醫師。此病也被認為和患者心理壓力過大及太久沒有使用患肢有關。

除了急性期的P.R.I.C.E.，還可以做什麼來預防慢性腳踝扭傷？

由於腳踝扭傷多是外側韌帶受損，因此除了一段時間的保護來促進癒合外，還可以長期鍛鍊外側肌肉（腓骨長肌及短肌）來代償變鬆的韌帶。

有人認為跳舞也可以訓練腳踝的肌腱反應（但要在不扭傷的情形下，以免越來越糟）。如果已經有不穩定的問題，在運動時要考慮戴護具或貼紮，降低再扭傷的機會。如果保守治療也不能改善這個問題，應請教專科醫師是否有其他問題或考慮手術重建。

02

跟腱斷裂——被挑斷腳筋真的會武功盡廢？

在荷馬蕩氣迴腸的史詩巨作《伊利亞特》中，希臘戰神阿基里斯（Achilles）是第一男主角，這樣一位天下無敵的英雄，卻在攻城混戰中死於一支正好射中他腳踝跟腱的箭矢，怎麼會這樣呢？

相傳阿基里斯是海洋女神忒提斯（Thetis）之子，他還是嬰兒時被母親抓住腳踝後，全身浸在冥河中，所以阿基里斯周身刀槍不入，唯獨漏掉被抓住而沒有浸泡到冥河的腳踝，成為這位希臘戰神唯一的罩門。人們於是將阿基里斯腳跟（Achilles Heel）作為一般人弱點的代稱，而跟腱也叫做阿基里斯腱。在現實中，跟腱也的確是人體至為脆弱的所在。

挑腳筋、廢武功——脆弱的跟腱

跟腱位於腳跟骨上方至小腿這一段中間，是人體最大的一塊肌腱，腳部的踢、撐、跳都需要靠它，在高強度的運動中，跟腱更是需要提供足夠的力道支撐。

但摸摸看腳跟位置，在薄薄的皮膚底下，是不是沒有太多的皮下脂肪與肌肉呢？所以在缺乏保護，又常常遭受強力拉扯的情況下，跟腱便成為人體最脆弱、最容易受傷的部位之一，加上又處於血液循環最差的下肢末梢，所以一旦跟腱發生問題或斷裂，就很不容易復原，就跟武俠小說所描述的一樣，輕功蓋世的高手，一旦被挑斷了腳筋，就此武功盡廢，雄風不再了。

跟腱斷裂要開刀嗎？

醫界有人認為腳跟斷裂不開刀是比較好或可接受的，原因就與前面所說的一樣，跟腱位於人體血液循環最差的下肢末梢，開刀之後可能產生傷口問題、併發症的風險會升高很多，因此有些醫師會主張採取保守療法，如腳板往下石膏固定等跟腱自行癒合……等。但保守治療不等於不治療，如果都不治療造成跟腱延長，控制跟腱的小腿肌肉會因失去與足跟的連續性而往上收縮，就算勉強跟腱癒合也會造成肌肉行程減少無力，患者無法墊腳尖出力，甚至連走路都會跛行，也可能會有慢性的小腿肚疼痛。

根據一些最新研究顯示，經由手術接合後，跟腱再斷裂的機率將會比保守治療低很多，至於對傷口的疑慮，國外也發展出皮下縫合術，傷口較小，但因為技術門檻較高，加上無法目視到跟腱縫合的效果，不免讓人對其有效度存疑，所以目前在台灣還不是主流手術。

其實如果由有經驗的醫師操刀跟腱縫合手術，民眾大可不必過慮傷口的問題，而且手術不止復發機率低，復原也比較快速，大約六週便可以做一些基本動作，三個月後就能進行強度較高的活動。

總而言之，什麼樣的狀況適合進行什麼樣的治療方法，主要看醫師的觀念與技術，但大家必須先要有基本的認知：如果選擇不開刀，跟腱斷裂的復原期較長，復發機率也較高；至於手術，則有一定傷口的風險，過程當然也比較痛苦。

及早治療跟腱斷裂，把握關鍵復原期

跟腱斷裂後可能還是可以行走，不像骨折的症狀那麼明顯，所以一般大眾較無警覺，加上跟腱斷裂又有所謂完全與部份斷裂的分別：完全斷裂的情況，跟腱會有強烈的無力感，比較容易被察覺；但若是部份斷裂，就常常為患者所忽視，或被誤診為一般的足踝扭傷，非得等到久病不癒才會來就醫。

跟腱在斷裂後，肌腱便會各自漸漸往上下方萎縮，兩、三週後，斷端之間便會產生空隙，有些延誤兩、三個月就醫的患者，空隙甚至高達七～八公分，這時候要將兩端肌腱重新接合就極端困難，得用力拉扯出萎縮的肌腱縫合，甚至必須進行「腱膜轉位術」幫忙把空隙覆蓋住，或者抽另外一條肌腱來接合，也就是「肌腱移植術」。但這樣一來小手術便成了大手術，本來只是十五分鐘很簡單便能完成的手術，現在需要耗一、兩個小時，傷口大、過程痛苦不說，肌力的損失也可能高達一半以上，此外由於延誤造成肌腱短縮，復健的時程也會大大延長。

那要如何及早發現跟腱是否斷裂呢？

腳跟受傷的患者，可以自我檢查小腿跟處是否有凹陷？附近是否有腫脹、瘀血的現象？

但最保險的方法，還是到門診由專門醫師診斷較為妥當，醫師會先讓患者趴在床上讓腳呈現脫力懸空的狀態，然後擠壓小腿肌肉，稱為「湯普森測試（Thompson's test）」，原理是利用小腿與腳盤間的連續性，若腳盤不會隨之牽動，就很有可能是跟腱斷裂了。（見「湯普森測試」圖）

湯普森測試

當跟腱斷裂，則擠壓小腿後方肌肉時，腳掌無法上提。

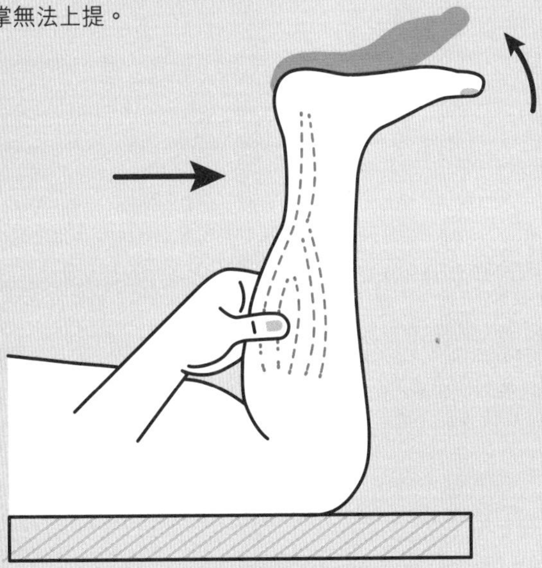

03

腳踝骨折開刀——把握緊急治療黃金期

或許有人會好奇，為什麼需要用這麼多篇文章來細說發生在踝關節上的各種治療情況？因為踝關節是下肢中最常受傷的部位，也由於踝關節不像其他關節（膝關節、髖關節），有較大的面積來承受全身的體重與扭力，所以在踝關節骨折的治療上，要求較高的復位精密度，稍有錯位，便可能造成嚴重的後果。

上肢關節由於不是負重關節，在骨折復位的時候，位置若有些微接不正，其實表現出來的症狀並沒有那麼嚴重，但是踝關節骨折後的復位，只要結構稍有一點點不精準，就算短期內沒問題，長期下來也會有顯著的影響，這是在踝關節骨折方面首先要強調的。

「皮包骨」的踝關節，皮膚受損後容易壞死

除了結構的精密度之外，踝關節的特性還有三點必須特別提出來強調：

◆**循環差：**由於踝關節位處人體下肢的最末梢，離心臟很遠，造成的影響是血液循環不佳，血壓及體溫都較低，所以在傷口癒合與抵抗細菌的能力上比較薄弱。

◆**皮包骨：**踝關節的兩側都是骨頭，除了前面有一點軟組織外，完全是一個「皮包骨」的器官，所以一旦受到外傷的時候，皮膚容易會有破裂、壞死、缺損的情況發生。

◆**高承重：**相對身體其他關節，踝關節是下肢三大關節承受最大重量的關節，也因此受損後症狀較多，恢復不易。

足踝醫師為其他骨折復位時，為了避免因為開放性復位對皮膚軟組織造成的過度傷害，只好允許某些復位的不精準。因為踝關節附近的皮肉若是壞死，後果非常嚴重，不像其他軟組織豐富的部位，例如大腿只要清創一下，再關起來就好。

相反的，踝關節附近的軟組織很少，傷口常常關不起來。一旦骨頭、肌腱露出，可能就必須進行「游離皮瓣」或補皮手術來挽救，從身體其他部位移植皮膚或

一塊帶血管的皮肉，來覆蓋關不起來或壞死的傷口。經過「游離皮瓣」手術治療的腳踝，除了有難看的疤痕之外，因為多了一大塊皮瓣，在穿鞋方面也會有所困擾。

腳踝骨折緊急開刀的黃金期

如何把骨折的踝關節復位好，同時將皮膚受損、壞死的機率降低？手術的手法當然就必須細膩，首先手術刀切口的位置要對；其次復位技巧要巧妙，打進去固定的鋼板、鋼釘不能太巨大，必須越服貼越好；除此之外，就是要把握治療腳踝骨折的黃金期。

通常腳踝骨折的患者送來醫院，醫師都會搶在二十四小時，甚至八小時之內動手術，這有兩點好處：

◆盡快把結構位置復位正確，血管就不會受到扭曲，血液循環好，就能比較快消腫，甚至可以放引流管清除血塊，避免壓力升高。

◆趁軟組織還沒攣縮並產生疤痕的時候，盡快復位，術中不需太費力，對軟組織的傷害少，血液循環破壞也較小。（見下頁圖）

把握黃金期（八～二十四小時），手術治療腳踝骨折

側面

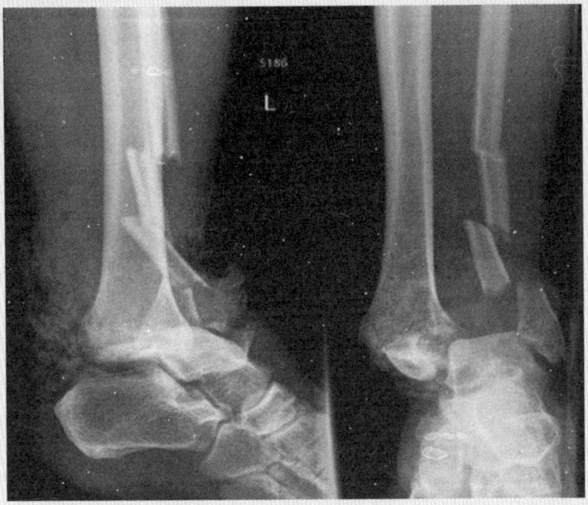

正面

粉碎性踝關節骨折，腓骨斷成四截，踝關節完全脫位

側面

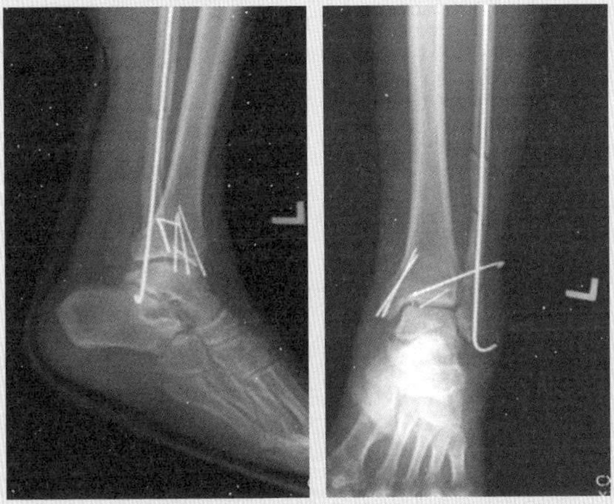

正面

手術後，正常復位，以多支鋼釘固定

腳踝骨折不宜開刀的空窗期

由於治療的黃金時間非常短暫，一開始接手的醫師若非專精足踝，可能不敢貿然處理，以避免更大的傷害，一晃眼時間就過去了，這時候受損的組織就會開始腫得很厲害，且因為皮膚、軟組織的狀況都很糟（甚至起水泡），不適宜進行手術，這段時間就是所謂腳踝骨折治療的「空窗期」。

從受傷的第二天開始，一直到第五～七天，都屬於這段空窗期，在這段期間進行手術，皮膚易壞死、傷口闔不起來，甚至引發併發症的機率非常高，這段期間患者就只能耐心抬高等待消腫，再來處理會比較安全。

不過以當今健保制度的給付狀況（依病例定額給付）來看，讓腳踝骨折的病人住院幾天再手術，加長住院日數，就必定會增加醫療成本。但給患者裝上外固定器，回家等消腫後再來處理，對患者來說又十分難熬，可能使醫師迫於醫療成本與患者需求的雙重壓力下在空窗期動刀，結果可能不但需要「游離皮瓣」手術，還可能因癒合不正，日後得用「截骨矯正術」打斷重接，甚至因退化而走到關節融合或人工關節置換的地步。

如何當個內行的病人

最後，可以總結出三個重點：

◆踝關節骨折的復位若不精準，併發症的機率就會提高，也會造成後遺症。

◆踝關節周圍軟組織壞死的機會高，後果也非常嚴重，精密的處理才可能減少附近組織疤痕化攣縮及使用皮瓣的機會。

◆手術時間的拿捏需要專業判斷，在空窗期動手術需要更多評估。

患者只要有以上這三點基本觀念，能在看診時跟醫師討論：「醫師，我需不需要晚點開刀，現在會不會太腫了？」「醫師，我這樣傷口的皮膚會不會關不起來？」醫師就會知道你是個內行人，進而得到更專業的診療與醫療照護。

切記！跛腳絕非骨折的宿命，只要經過正確的治療，絕對有機會治癒、行走如常的。

眼鏡小醫多告訴你一點

◆補皮手術

人的組織有許多層，粗略的講，從最外層往內分別是皮膚、皮下組織、筋膜、肌肉及肌腱等、骨頭或關節。如果要沒有傷口，先決條件就是最外層的皮膚是完整無缺的。不幸的是，在某種情況下由於傷口壞死或皮膚缺損，無法直接拉附近的皮膚來縫合，醫師就必須另外切取別處的皮膚來覆蓋。那取皮處不就沒有皮了嗎？其實取皮處只取半層皮，留下的皮膚像擦傷般會再長回來。

◆游離皮瓣手術

有一種更嚴重的情況是，傷口已經深到肌腱或骨骼關節露出，皮膚無法植在這些缺乏血液循環的地方，這時就要在別處切取一塊帶有血管的組織移植到患處覆蓋，再用顯微手術接通到患處血管保持這塊組織的血液循環。難道不能等傷口自然癒合或長出皮來嗎？為何一定要從別處再挖皮肉？原因是當患處的皮膚或皮下組織缺損為全層時，就不會再長出新的，為了快速覆蓋裸露的骨骼肌腱、防止癒合時間過長、減少疤痕攣縮的問題（嚴重時可能演變成慢性潰瘍），因此必須進行游離皮瓣手術。

04

新型石膏效果好又便宜——別再用搞笑電影裡的笨石膏

一提到打石膏，很多人都會想到搞笑電影中那種很大、很笨、很滑稽的石膏腿，其實在醫療進步的國家，這樣的現象早已消失。

但是在台灣，由於延襲舊的觀念制度影響，讓很多醫師在石膏新知識的接收上進步緩慢，有時候看到有些人腳上的大型石膏直挺挺的，就像周星馳的搞笑片裡的那樣，真的有點好笑。其實現代已經有許多新型石膏可用，適當的選擇可以使病人得到更好的生活品質。

新型樹脂石膏：軟石膏	新型樹脂石膏：熱塑石膏
乾燥成形後如同橡皮一般，可以用在某些軟組織的固定，也適用於兒童骨折。	用溫度變化來改變石膏的物理特性，只要浸到約六、七十度的熱水裡就會軟化，塑型後拿出來直接會在室溫中硬化。
◆ 材質較軟，使用上較為舒適。 ◆ 拆除時，可直接撕除或剪刀剪裁。 ◆ 可作為個人專屬護具。	◆ 可用手撕或剪刀剪裁。 ◆ 稍微再加熱就可修正石膏形狀。 ◆ 無內襯，可以浸水快乾。
健保未給付，需自費，不適合使用在成人需要完全固定的骨折情形。	價格較高，健保未給付，需自費，強度沒有玻璃纖維好。

石膏種類	傳統石膏	樹脂石膏
特性	硫酸鈣經過水合作用變硬，塑化後形成固定形狀。	樹脂加上玻璃纖維做成。
優點	◆ 現有技術。 ◆ 有健保給付。	◆ 所需同樣的強度下，厚度較薄。 ◆ 加壓後仍有一定的彈性，不易脆裂。 ◆ 塑膠材質在潮濕的環境下不會變形。 ◆ 輕盈、透氣，可以選擇各種顏色。 ◆ 有健保給付。
缺點	◆ 如果打的技術不佳，就會造成強度不足，稍大的外力就可能造成破裂。 ◆ 厚且無彈性。 ◆ 不透氣可能造成皮膚潮濕、不舒服、癢或過敏。 ◆ 對於潮濕氣候抵抗力比較差。 ◆ 需用鋸子鋸，有灼燙傷的可能性。	◆ 邊緣較為銳利。 ◆ 價格較高，但已經納入健保給付。 ◆ 需用鋸子鋸，有灼燙傷的可能性。

各類型石膏的優缺點

健保終於已經給付樹脂石膏，這種在先進國家早已普遍使用的石膏，無論功能及使用概念，都大大超越傳統石膏只是做為固定骨折的用途而已。如果懂得使用，它還有減低疼痛、降低腫脹、促進周邊關節活動、減少傷口併發症等等的效果。

傳統石膏被淘汰有兩個主要因素，一個是因為骨科的內固定器材技術大幅進步，手術就能達成固定目標，比較不需要再用到石膏固定。另一方面則是新型的樹脂石膏較為輕薄服貼，固定效果更好，因而漸漸取而代之。（見上頁表格「傳統石膏 vs. 各型樹脂石膏」）

以前在台灣，樹脂石膏健保不給付，自費相對昂貴；加上台灣醫界一直認為打石膏是技術員的工作，因此骨科醫生打石膏的技術普遍不足。現在醫院幾乎已經沒有專精的石膏技術員，醫生就自己來，當然打得也不是很好，而這項技術健保給付很低，醫生缺乏學習意願，所以大家一直是將就著用，造成台灣的石膏治療概念和技術特別落後。

石膏用途多，也可固定韌帶與傷口

談到石膏在醫療上的用處，大家馬上就會想到骨折，其實不只是骨折，醫療上用到石膏的地方很多，跟骨骼、軟組織、韌帶結構、傷口都有關係。

譬如說肌腱或韌帶破裂縫合之後，需要石膏固定；重建手術的融合重建或矯正，也需要石膏固定；也有人用在傷口的固定，像是剛開完刀，傷口很容易滲液，容易癒合不良；整形外科醫師也會用石膏來幫忙固定；還有補皮可以用石膏來加強固定，讓補上去的皮不會因移動導致失敗。

石膏還可以用來減低手術後的疼痛，降低傷口併發症的機會，譬如傷口動來動去可能會有血腫、傷口癒合不良、疼痛的問題，都可以暫時用石膏固定來改善。

靈活運用石膏，視病人需要調整強度

我到日本進修時，看教授開足踝手術，啟發我使用石膏的很多觀念。他們開完刀就會用石膏把腳踝固定住，但不是放任六週～兩個月不動，而是四～七天左右就把石膏鋸開，將傷口紗布拆開觀察。

這樣做有什麼好處呢？第一就是疼痛的程度因固定而減少，石膏可以壓迫傷口，讓不穩定的骨骼關節、軟組織都得到固定效果，降低腫脹、減少併發症。拆開後再視情況是否加上半面石膏或不再固定。半面石膏是一種石膏訂製的夾板，可隨時拆下檢視傷口及腫脹情形，再固定回去。

後來我也常使用半面石膏，譬如在腳踝手術之後使用半面石膏加強固定，這樣可以讓其他非手術的關節在術後馬上活動，降低僵硬、增加肌力恢復。半面石膏一般只固定幾個星期，並不是幾個月，而且也不能用來行走踩地。

所以石膏是可以靈活運用的，就看醫生希望固定強度需要到哪裡。或許有些醫生會認為石膏很貴，包幾天就丟掉很浪費，但是樹脂石膏才幾百元，病人都負擔得起，相較於恢復遲緩，多住院一天就多一、兩千元，還是有效益得多。改善病人的問題才是最重要的，而不應拘泥於價格。

利用各類石膏為患者打造最佳生活品質

新型的樹脂石膏推陳出新（當然新的產品健保沒有給付），有一種3M公司新發明的「軟石膏」，在乾燥成形後的強度像橡皮，可以用在像腳踝扭傷等軟組織的固定，或小孩子的強度要求比較小，也可以用這種軟石膏固定，感覺較為舒適。

用在小兒骨科的另一個好處是，要拿掉石膏時可以用撕的，不需要用鋸子。一般的硬式樹脂石膏要用鋸子鋸開，巨大的聲響會嚇到小孩，而且溫度上升可能會灼傷，軟石膏就可以避免這類問題。

腳踝扭傷也可以用軟石膏固定，效果類似護具。還有像媽媽手（腕部韌帶肌腱發炎），可用軟石膏訂做一個專屬可拆的護具，來固定手腕及大姆指，病人會感到更服貼、舒適，唯一的麻煩就是醫生必須花很多時間，而且也

新型樹脂石膏

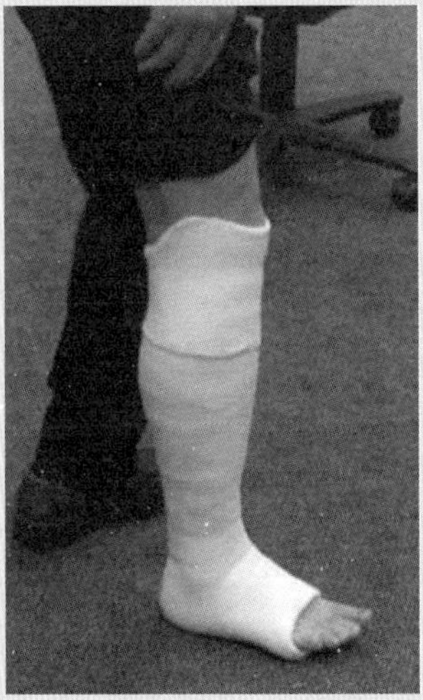

要有這樣的技術。

新型的樹脂石膏，還有一種「熱塑石膏」。一般石膏是利用特定物質，碰到空氣跟水產生化學變化後變硬；但這種熱塑石膏是用溫度的變化，來改變它的物理特性。只要將熱塑石膏浸到攝氏六十～七十度以上的熱水就會軟化，可以把它拿出來放在室溫中慢慢變硬。拔除時可以直接用撕或剪的，如果覺得形狀不好，還可以再稍微加熱改變它的外形，只要用溫度比較高的抹布壓在上面就可以改變形狀。此外也是防水的，碰到水不會吸水，不需內襯。

好的骨科醫師應該要給病人比較好的選擇，而今新型石膏已經有很多型態，如果是求進步的醫生應該要能利用一般樹脂石膏、軟石膏、半面的樹脂石膏、熱塑石膏，視情況交替使用，讓病人得到更好的生活品質。

打石膏也有風險？

石膏也有它的風險，譬如：

「腔室症候群」是因為某種原因造成手腳內腔室壓力升高，讓靜脈回流不良，但動脈血又還可以送入，造成遠端肢體越來越腫脹，最後導致血液循環不良、肌肉壞死。我曾聽過有病人打了石膏後患腔室症候群而截肢的情形。所以為了預防腔室症候群，在剛骨折的時候，我們可能不會馬上打一個完全封起來的環狀石膏，而是打一個半面石膏，等腫脹消了，再製作一個正式的固定石膏。

另外的風險是鋸開石膏的時候，萬一鋸子不夠銳利，會產生高溫灼傷患者。而軟石膏、熱塑石膏可以撕開不需鋸子的特性，就可以避免這類傷害。不過骨科石膏鋸是小振幅搖擺鋸，軟的東西會鋸不下去，所以鋸到皮膚傷害性也很小，傷害多來自於高溫燙傷。最讓我難過的情形是，有些醫院常常將患者的腳踝固定在一個垂足的姿勢。如果並非必要（例如跟腱斷裂修補重建後），長期固定在這個位置會造成患者踝關節攣縮，最後還可能需要把跟腱打斷延長，才能讓病人恢復腳板平貼地面自然行走。所以錯誤的石膏技術反而對患者是有害的。

石膏固定的時候應該打在一個中立位置（neutral position），也就是這個位置在生活上是最適當的，就算以後因為關節損壞不會動了，對生活的影響也最小。比如踝關節石膏應該打垂直九十度才好走路。又例如膝蓋附近骨折，石膏應該要打稍微一點點彎曲（十～十五度），讓患者感到舒適，將來的復健也較容易。

眼鏡小醫多告訴你一點

何謂「腔室症候群」？

人體四肢有著許多由筋膜包覆著肌肉形成的緊密腔室，在肌肉收縮的時候才有辦法出力。在某些狀況下會造成這些腔室內的壓力上升，例如骨折出血、軟組織腫脹再加上外部石膏壓迫，當壓力上升到一個程度時，就會造成血液供應進出的困難，組織會因缺氧腫脹，造成壓力更大，形成惡性循環。

如果沒有立即減壓，輕微的會產生未來的肌肉攣縮，嚴重的則產生大量肌肉壞死，甚至需要截肢。

足部充氣輔具的應用

雖然新型石膏減少了傳統石膏的一些過重或強度不足的缺點，但石膏不能拿下來洗澡和不允許行走的特性還是很令人困擾。因此這些年來便有一種新設計的充氣足踝護具，這種輔具利用內置充氣氣囊固定下肢，可用來替代行走型石膏，既可以拿下來洗澡，也可減少皮膚及肢體腫脹的問題，使用簡便且強度也比石膏高。唯一缺點是價錢較高，台灣的健保目前不給付。

05

足部疲勞性骨折——骨頭也會累？

有些人的腳莫名地隱隱作痛，感覺足部骨頭不太對勁，但卻看不出原因，當然就很容易被誤診。

骨頭雖然硬梆梆的，卻不如我們所認知的如同傢俱或水泥柱般。骨頭是活的，是有生命的東西，它一直在進行著自我成長、代換的過程。

十九世紀末德國Julius Wolf醫師（一八三六～一九〇二）提出了骨科領域最重要的定理：「骨頭會依外力而決定形狀。」簡單地說，當有外力加在骨頭上時，骨頭就會根據這份外力修飾它的形狀，當然，其中的密度、大小、寬厚等也都會依據外力力量予以修飾，這就是有名的「沃夫法則（Wolf's Law）」。

骨頭是活的，會持續進行自我修復

骨頭會依外力而決定形狀，這現象以拇趾外翻手術後最為鮮明，當手術重建患者的骨頭改變軸向後，他的骨頭會從外圍一直融解，往新的軸線靠近。

這是因為當骨頭整個調整過後，壓力線也會隨之改變，外緣那些用不到的骨頭就會一直自己吸收，而內側壓力線通過的地方，也會自己慢慢增生。正因為「骨頭是活的」，所以骨頭可以被修飾，也因為它是活的，新的組織進來，舊的組織出去，骨頭每隔幾年便會被完全代換過一次，就像蛇在蛻皮一樣。在骨頭新陳代謝的過程中，若外來施於骨頭的力量大於它可以自行修復的承受力，那就會發生骨折。

但是若非一下子就給骨頭太大的力量，而是像慢性病一樣，持續性地一直對骨頭加壓，雖然施力不大，不會讓骨頭產生立即性的骨折或傷害，但是反覆不斷施力，卻會導致骨頭來不及自我修補，長久以往，就會發生「疲勞性骨折」。

一般足部疲勞性骨折從X光片上不容易看出來，除非是有經驗的專科醫師，可以從些許細微透露的跡象判讀，否則大部份的醫師都必須再進一步藉由電腦斷層、超音波、核磁共振等進行掃描，才可能明確發現病因。

疲勞性骨折跟一般骨折差在哪？

究竟，疲勞性骨折和一般骨折有何不同呢？舉個簡單的例子，一樣是牆壁毀損，使用大榔頭敲打和因為時間因素而自然崩解，所造成毀損的痕跡絕對不同；車禍壞掉的車子和慢慢開到無法再開的車子，其損壞的狀況也不一樣。

同樣的道理，透過X光片會發現一般受傷性的骨折與疲勞性骨折發生的位置不太一樣。兩者所受應力不同，一般骨折是因為外力的扭轉與撞擊，而疲勞性骨折則是因為長久的壓力，使骨頭沒有足夠的時間恢復。比如說，疲勞性骨折會發生在某些特定的位置，蹠骨和小腿是兩個最常見的部位，而且仔細觀察也會發現與一般骨折不同的奇怪紋路，這時再配合精密的骨骼掃描，就可以推斷其真正成因。

我遇過一位中年病人，因為腳部疼痛到處就醫，許多醫生可能都因為他並未有任何受傷情況，所以都沒有幫他照X光，也因此沒能找到他足部疼痛的真正原因。直到最後流浪到我的診間，透過X光片，發現他在第二蹠骨的地方有很細微的裂縫，與一般外傷所造成的骨折不同，斷定是第二蹠骨的疲勞性骨折，才真正找到病因，解決了他的困擾。

發生「足部疲勞性骨折」的兩大原因

◆**職業：**相對於其他骨科重症，足部疲勞性骨折並不算是大毛病，只要能夠得到充分的休息及固定，就可不藥而癒。但是軍人因爲職務所需，是屬於疲勞性骨折的好發族群，不但無法得到足夠休息時間，還必須頻繁使用患部，所以它又有個別名──行軍腳或新兵腳（March Fracture）。

另一個為疲勞性骨折所苦的族群是運動員。像世界知名三鐵冠軍Jan Frodeno，或曾經破日本馬拉松紀錄的好手設樂悠太，也都曾發生疲勞性骨折。由於疲勞性骨折需要一段時間休息及保護固定，對運動員寶貴的運動生涯有很大影響，因此專業運動員都有專業教練與整套訓練計畫來防止過度訓練造成的傷害，但因為運動場上成績日新月異競爭激烈，這種疲勞性骨折還是時有所聞。

◆**骨頭品質：**談到衡量骨頭品質，多數人都會直接連想到「骨質密度（BMD，bone mineral density）」。世界衛生組織是以骨質密度的高低來定義骨質疏鬆症，而國內也多以骨質密度來判讀骨頭品質的好壞。

事實上，骨頭品質的好壞，不僅只是考慮「骨質密度」而已，還有骨頭的脆度、彈性與形狀，也都應該同步考量。聽起來很抽象吧！正因為它很抽象，也很難測量，所以迄今還沒有一個公允的指標可以標定出這些內容。

這也就是為何有些人雖然骨質密度很好，但是由於骨頭較脆、彈性不好，一旦碰撞，還是很容易出現骨折現象。

此外，個人先天的體質也對骨頭品質有影響，例如蛋白質、鈣質、維他命D等營養吸收的能力；女性動情激素的分泌；服用ibuprofen錠（治療關節炎用的止痛藥）或某些消炎藥；平常有無適度運動鍛鍊的習慣等，也都會影響到個人的骨頭品質。

一旦骨頭品質不佳，偶然的跌倒、輕微的外力衝擊，當下雖然並未造成骨折，但仍會對骨頭產生細微的傷害，再加諸後續並未適度休息，在日積月累的壓力下，也會比較容易出現疲勞性骨折。

休息是為了走更長的路，給腳一些時間自我癒合

事實上，疲勞性骨折就是一種過度使用、休息不夠造成的骨折。要治療疲勞性骨折，最簡單的方法就是採取保守療法，將患部打上石膏或使用輔具固定強迫休

息，就會慢慢痊癒。像前述中年病患，當被斷定出第二蹠骨疲勞性骨折後，只要穿上石膏鞋固定，休息兩三個月，便會慢慢自行痊癒。大體而言，疲勞性骨折並不常見，但是當足部出現不明疼痛時，千萬不要忽視它，因為「痛覺」是來自身體的重要訊息。除了積極尋求醫師確認症狀外，也要耐心接受醫師正確的治療，因為X光片裡的骨頭看起來好像無生命、像機械構造，但別忘了，骨頭其實是活的。

患者常常在手術矯正骨頭或復位內固定後短期內就抱怨：「為什麼腳還會痛？為什麼還會腫？」我常苦口婆心地告訴病人：「我是在開刀，不是在做傢俱！」「我是在治療腳，不是在治X光片！」

醫師雖然可以提供正確的治療，但更多時候，病患個人必須更具耐心地對待自己的身體，花時間慢慢等待它自我痊癒。

眼鏡小醫多告訴你一點

如何避免疲勞性骨折？

「如何避免疲勞性骨折」及「如何避免骨質疏鬆」的答案都是一樣的——除了良好的飲食習慣及營養之外，就是適度、適量的運動。

重點是適度、適量。過量及不適當的運動可能引起疲勞性骨折，但過少的運動就可能引起骨質疏鬆。

如何積極治療疲勞性骨折？

目前最新醫療證據顯示，除了保護固定外，可考慮使用超音波或體外震波治療。

也有醫師使用teriparatide注射，增快骨骼癒合速度。

06

距骨骨折與脫位的治療——會不會跛腳的關鍵黑盒子

距骨是足部主要的負重骨之一，除了承擔身體的重量外，同時也是維持足部外型完整的重要骨骼。由於它處於足踝關節的樞紐地位，與踝關節、跟距關節、中跗關節相連，只要一點小小變形，就可能造成整個腳的變形、殘障。

距骨是腳踝最重要的小小齒輪

從結構來看，距骨有六十％以上的面積為軟骨組織，只有三十～四十％的面積分布著供應營養的血管群，維持骨頭本身的血液循環。距骨體積不大，但又承受全身的巨大體重，因此很容易受傷害，一旦受傷後，因為可供血管通行的面積相對很小，所以很容易影響到血液循環，造成缺血性壞死。

從位置來看，它位於腳踝中央，四周均和其他骨頭相連——上面是脛骨和腓骨，下面是跟骨，前面是舟狀骨，如同在一個黑盒子中一般。（見下圖）因為四周骨頭林立，很難感受到它的存在，所以相對地，一旦距骨受到傷害，也很難精準地掌握到它的實際現狀。手術前常需要電腦斷層造影檢查，手術中則可能需要藉助踝關節截骨術，打開黑盒子才能清楚地撥雲見日，直接看到距骨受傷害的狀況並加以復位。

正因為以上特性，使距骨既神秘又怕受傷害，它就像是機械中一個連接各

距骨

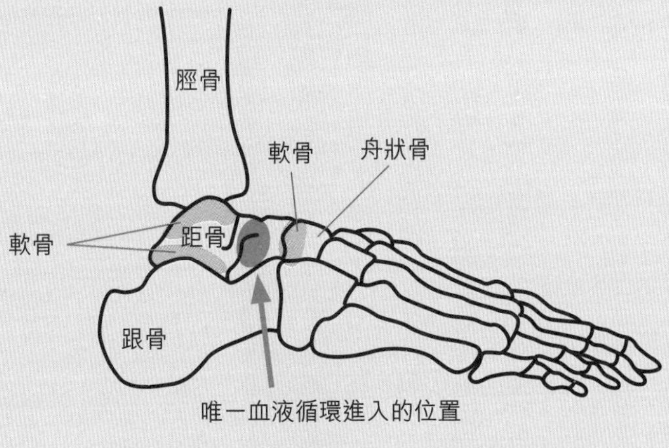

部位的小小齒輪，與踝關節、跟距關節、中跗關節相連。距骨如果毀損，腳可是會整個變形，功能大失。

沒變形的骨折潛藏更多危機

距骨骨折，通常以車禍或從高處落下最多，經由腳跟撞擊地面，踝關節過度背屈的作用力，造成骨折或脫位。一種常見的情況是一隻腳跟骨骨折，另一隻腳則為距骨骨折。除非遭受極重大的外創，否則兩者同時出現在同一隻腳上的情形較少見，因為一旦跟骨或距骨骨折，衝擊的力量會被分散，不致影響到另一根骨頭。

碰到這種情況時，若以外觀來看，通常患者會以為跟骨骨折比距骨骨折嚴重許多，因為跟骨一旦骨折，足踝會立刻呈現嚴重的變形，距骨則因為包覆在踝關節之內，所以受損初期在足踝的外觀上看不出太大的異狀。

在這種情況下，我常會提醒患者：「這隻變形比較嚴重的腳，不必太過憂慮，真正需要擔心的，反而是這隻外觀看起來沒有大礙的腳。」而患者通常的反應都是：「啊？真的嗎？怎麼可能？」

這是因為：

◆距骨怕受傷害的特性——容易缺血性壞死、不易癒合、關節容易退化變形，跟骨的傷害則較為寬容（forgiving），功能影響較小。

◆距骨需要百分之百復位，跟骨骨折復位要求的精準度則稍低。即使一時之間復位做得並不那麼準確，跟骨依然可以借助融合術進行補救，預後的效果通常也能令人滿意，但距骨則不然。

◆距骨骨折的治療，所要求的即時性與復位的密合度非常高。因為距骨的構造大部份是軟骨，損壞後就不會再生，一旦未能及時精準復位，造成缺血性壞死及退化性關節炎的機率就會大大升高，硬骨也會因此慢慢對壓力缺乏抵抗力，最後塌陷，造成整個踝關節毀損。

「那我不要這個關節了，用融合術把它融掉，可以嗎？」很抱歉！由於距骨血液循環供應較差，一旦缺血壞死，便欠缺活的組織可以融合連接，融合手術不易成功；就算融合成功，犧牲下肢三大關節之一的踝關節，預後也比較差。

先鋸斷好的骨頭，才能醫好斷掉的骨頭

為了讓距骨骨折與脫位達到百分之百的復位，治療上有時候必須先以「截骨術」將內踝打開，將距骨復位之後，再把內踝蓋回去，最後用鋼釘固定。

「醫生，什麼叫做把內踝打開啊？」

「簡單說，就是把包覆在距骨外的骨頭先鋸斷打開，才能看到裡面，進行復位固定啊！」

「你說什麼？還沒幫我把斷掉的骨頭醫好，就要先打斷我其他骨頭？」這也是患者面對「截骨術」最常見的反應。

但正如之前所說，距骨的復位一定要做到接近百分之百，否則這種骨折的預後必定不佳。根據統計，如果沒有好好復位，缺血性壞死的機會大增，壞死的距骨其中二分之一到三分之二會產生崩塌，最後造成踝關節毀損，病患將終生痠痛、跛腳成為殘障。

許多狀況下，不將內踝打開而想將距骨完全復位，是不太可能的，因為這就像將手伸進一個黑色箱子裡作業一樣，非常困難。所以為了百分之百精準復位，打斷

骨頭的「截骨術」往往勢所難免，因為完全的復位永遠是距骨骨折與脫位治療的第一考量。（見下圖）

只要牽涉到距骨，就不會是小問題

由於大多醫師不了解距骨骨折與脫位這種疾病，也不熟悉技術，因此容易產生「診斷不足（Under-diagnosed）」和「過度保守治療（Under-treat）」的情況。所謂「過度保守治療」就是醫師覺得只要保守治療就好，但事實上有較積極且結果較好的治療方式。而「診

治療距骨脫位

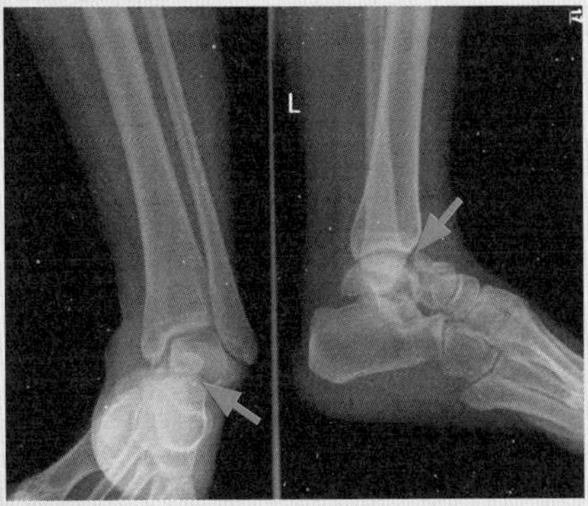

距骨骨折手術前，距骨脫位變形（箭頭處）

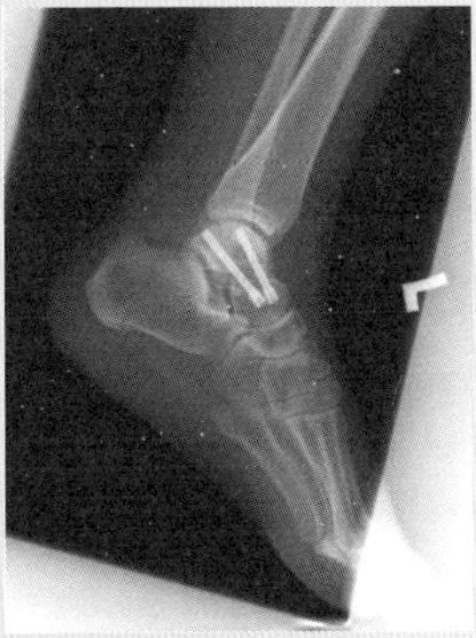

手術後，距骨復位，以兩支埋頭釘固定

斷不足」，則是指誤診或低估嚴重性。其來源一為骨科醫學教育訓練不足，另一則是因為健保對這種複雜手術治療的給付奇低無比，所以大家就比較可能視而不見。

因此，民眾在醫院只要照過X光，得知自己有距骨方面的問題，就請務必提高警覺。足踝專科醫師們有句玩笑話：「聽到距骨傷，恁就挫著等。」因為只要牽涉到距骨，就不會是小問題，千萬不能等閒視之，若不好好處理，看起來小小的問題，未來卻會帶來巨大的負面影響。

07

距骨軟骨剝離及自體馬賽克手術——自己的軟骨自己救

有一次遇到一個因為打球扭傷了腳的病患，他也跟一般人一樣，先去國術館「喬一喬」，之後每天喝鱸魚湯「食補」一番。後來似乎好了，可以正常走路了，就又蹦又跳地繼續上球場打球、爬山……只是，腳踝好像有那麼一點痛痛的，但還是很慶幸不如剛扭傷時的痛。

這樣一拖，就過了兩年，他也開始學會與腳踝輕微的疼痛共同生活。有一天他終於受不了了，透過其他醫生來找我檢查。結果真正的病因是「距骨軟骨剝離」！

扭傷後偷偷留下的暗傷

其實距骨很深，藏在踝關節裡看不清楚，在〈距骨骨折與脫位的治療〉中，已經談過距骨的位置以及距骨骨折、脫位和治療方法。距骨軟骨剝離則是另一個與距骨相關的病痛。（見下圖）

每個人在扭傷當下，有些很緊急、突發性的症狀，比如說骨折、韌帶斷裂；也有些是症狀不那麼明顯的暗傷，像是軟骨間的撞擊，當下可能沒那麼嚴重，但是久而久之就會有所影響，留下慢性的問題。所以很多病人來看診時，都已經是

距骨軟骨剝離

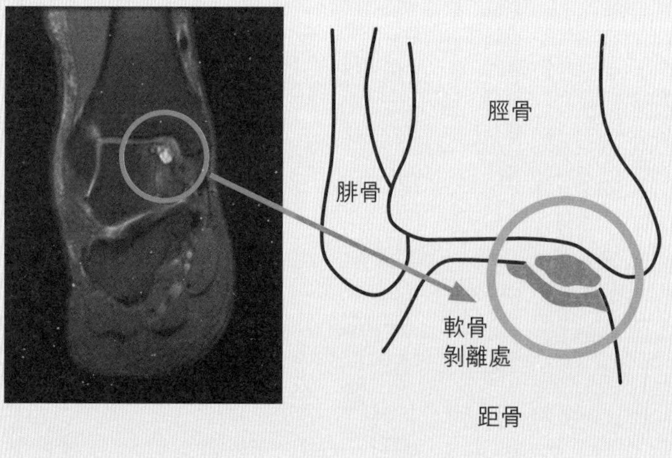

好幾年後的事了，大都可能「忘記」當時是怎麼受傷的。

事實上，發生距骨軟骨剝離的原因很平常。一開始是一般的扭傷，距骨會去撞擊脛骨的平臺，包覆其上的軟骨受損，產生骨傷缺損，之後軟骨便會產生一些問題，漸漸開始剝離，最後導致軟骨剝落。值得注意的是，它並不會自己痊癒，雖不至於影響行動，但是對於生活品質的影響則不言而喻！

軟骨移植：用自己的骨頭補自己

一般要治療距骨軟骨剝離，常見下列方式：

◆**保守治療：**這是最常見的，所謂「保守治療」就是運動訓練及輔具固定，減少再扭傷及傷害的機會。但很不幸地，有很多病症都不會主動癒合，於是患者就一直帶著這個毛病，漸漸變成長期的問題。雖然腳並不會馬上殘廢，但由於運動就可能引發疼痛，對年輕人的生活品質有很大影響。

◆**微骨折術：**再來，就是開刀了。常見的開刀方法是「微骨折術」。這是用內視鏡伸進去，以鑿子或鑽頭在已經壞掉的軟骨下骨鑽孔，鑽孔時可用定位器或內視鏡操作，讓已經壞掉的骨頭有血液再度流過來，看能不能幫忙長一些骨頭，讓一些硬骨的血液流出來後，幫忙促成軟骨的生成。

這是一種間接性的治療，屬於微創手術，傷口很小，但還是有其不足之處。這種方法長出來的軟骨屬於纖維軟骨，並非光滑表面，對壓力的抵抗力較差，不過也可以覆蓋硬骨，讓症狀緩解。

◆**軟骨移植：**還有一種最直接的方法就是軟骨移植。這是一個挖東牆補西牆的方法，從一個較不重要的位置，將軟骨連硬骨一起取出來，在踝關節壞掉的軟骨上面鑿

馬賽克軟骨移植手術

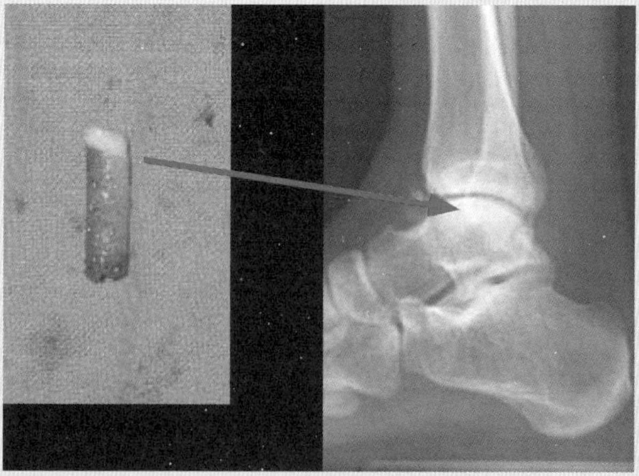

骨軟骨柱狀體移植

洞，將之補起來。（見「馬賽克軟骨移植手術」圖）

這種手術要補好幾塊才能將壞掉的區域補完整，因為要重複貼好幾塊，就像馬賽克一樣，幾乎是用拼貼的方法把軟骨補起來，所以稱為「自體馬賽克骨軟骨移殖手術」。補完之後還會有小小的縫隙，這些空隙因為很小，所以其他的關節軟骨很容易長過去，將它們覆蓋起來。

醫學文獻認為這個方法比微骨折術更直接，長出來的軟骨品質也較好，但手術作業實在很繁複麻煩，因為距骨隱藏在腳踝中央，四

馬賽克軟骨移植手術

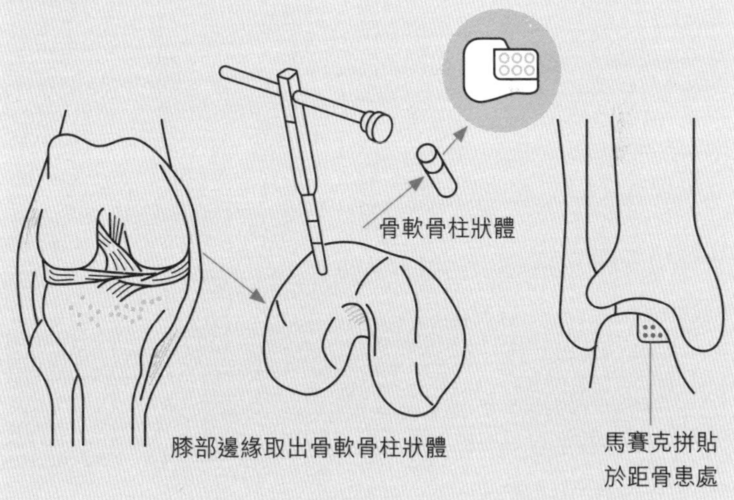

周又都緊連著其他骨頭，就像在一個盒子裡面，所以若要施行自體馬賽克治療法，就需要使用截骨術，將內外踝鋸下翻開，才能看到距骨軟骨壞掉剝離的地方，之後才能施行軟骨移植。

相對的，微骨折手術只需要鑽孔、用鋼針伸進去進行即可。所以，若是輕微的症狀也可以用微骨折術，預後即可接受。但若受傷的面積太大，較好的建議方式就是施行自體馬賽克，馬賽克手術後，六週內不要負重踩踏，三個月內就可以正常走路，但還不能運動。

此外，除了遵守醫生囑咐之外，也不能抽菸，因為抽菸對於腳部的一些手術是很大的忌諱，許多報告都指向抽菸是許多足部手術失敗的最大原因，舉凡骨頭接合失敗、傷口癒合不良，都跟抽菸脫不了關係。

眼鏡小醫多告訴你一點

零點九和一點零的人生有什麼不一樣？

距骨軟骨剝離比較容易被誤診，一方面是因為X光不一定照得到，通常需要用到MRI（磁振造影）才能夠清晰辨明；另一方面，台灣的足踝專科醫生較少，別科醫師不見得清楚距骨方面的病徵。而且，自體馬賽克手術比較麻煩，願意且有能力做這個手術的人實在不太多。

老實講，距骨軟骨剝離等足踝方面的疾病並不會造成生命危險，但並不代表這不需要治療。

換個角度來看，若生命的完整度由最完整到最殘缺，從一點零分十個量度到零點一，那距骨軟骨剝離可能是零點九；腳跛了，就是零點八；缺一隻腳，就是零點七……以此類推。我們的確無法否認零點九的生命價值，但就是缺了那麼點什麼，若能藉由某些手術補起來，人生才可以減少遺憾。要不要讓人生有機會從零點九到一點零，這就要看每個人自己了。

08

跟骨骨折——跛腳竟不如少根腳趾

腳的病人常常會碰到兩種倒楣狀況：一種是足踝受到外傷，但沒有受到正確的醫療照護，病人不知如何是好；另一種則是在醫療體系及健保給付中，受到委屈卻沒人幫他們發聲的弱勢族群。這兩種現象，在跟骨骨折的病人當中特別明顯。

九十%的患者是基層勞工

跟骨就是腳跟中承受體重那塊最底下的骨頭，它的上面就是距骨，再上面才是大家熟悉的小腿脛腓骨，而距骨下方與跟骨之間就是距下關節。

由於整塊跟骨都是由海綿骨形成，平常可以像彈簧般吸收走路、跑步的震盪，但如果一次給予太大的衝擊，就會像海綿蛋糕一樣被壓扁，而跟骨和距骨之間的

「距下關節」也會因此壞掉。

台灣大多數的下肢骨折患者來自於車禍。但跟骨骨折卻截然不同，大多是因為從高處落下，例如一些板模、裝潢、油漆、水電、鐵皮屋工人等，還有一些是精神病患跳樓而造成（不同於一般人跳樓會選很高的樓，大多是多處骨折或當場死亡，精神病患跳樓常選二樓）。

換言之，跟骨骨折患者的共同特點就是大多社經地位較低。我的臨床診療中，除了少數的白領階級之外，九十％以上的跟骨骨折患者都是基層的勞工朋友。

跟骨骨折

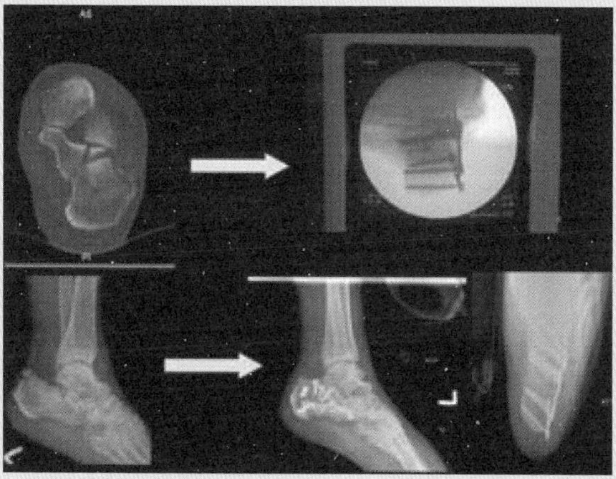

術前　　術後復位

打鋼釘治療沒用，形成「饅頭腳跟」

多數的跟骨骨折都是粉碎性骨折，而且還會造成距下關節的崩塌，所以在先進國家跟骨距下關節塌陷骨折的標準做法，就是採開放性復位、鋼板內固定，以期恢復跟骨的形狀及關節的活動度。

但台灣大部份未受過足踝專科訓練的醫師，他們的標準做法是：打兩根鋼釘進去，「喬一喬」就好了！

問題是：這些患者的距下關節都已經碎裂，光插根鋼釘進去，又怎能讓跟骨恢復原有的形狀？於是，考量若輕易施行不熟悉的足踝復位手術，可能引起併發症的風險更高，相對地，跟骨未完全復位所導致的後遺症則屬慢性，長期下來才會引發，一時之間也不會來煩醫生。所以就這樣囉！反正複雜的足踝復位手術和鋼針法的健保給付點數都一樣，都只有膝人工關節的四分之一。

無奈的是，跟骨骨折患者一旦插了鋼釘、打了石膏後兩個月，雖然歪曲的骨頭會癒合，病況也會好轉，但患者走路還是會痛，腳型也很差，漸漸地便形成胖胖縮短的「饅頭腳跟」，甚至是「香蕉腳」。再去請教醫生，得到的答案是：沒辦法，

只能好到這樣。就此宣布了患者終生跛腳的命運。（見下圖）

社經地位較低的患者，較沒有管道去找到適合的專科醫師，可能就只好接受自己的命運。其中有些運氣較好的患者，經過四處流浪求醫後，可能會被別的醫師轉介到專攻足踝外科的醫師處，但因為時效已久，沒有辦法進行復位手術，就只能退而求其次，進行骨矯正融合手術。

不適當的跟骨骨折治療

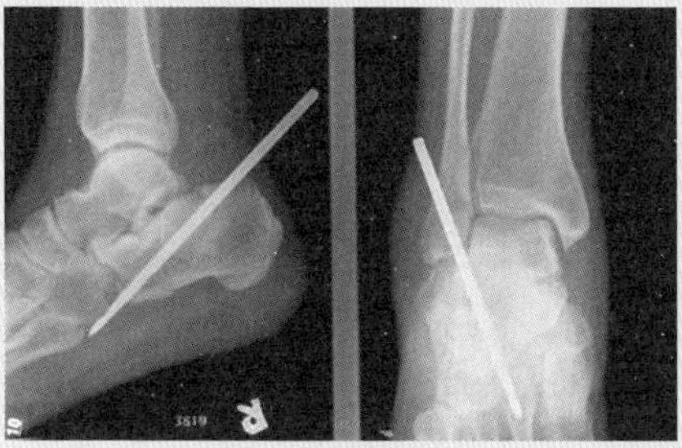

不適當的手術，打入一根鋼釘治療

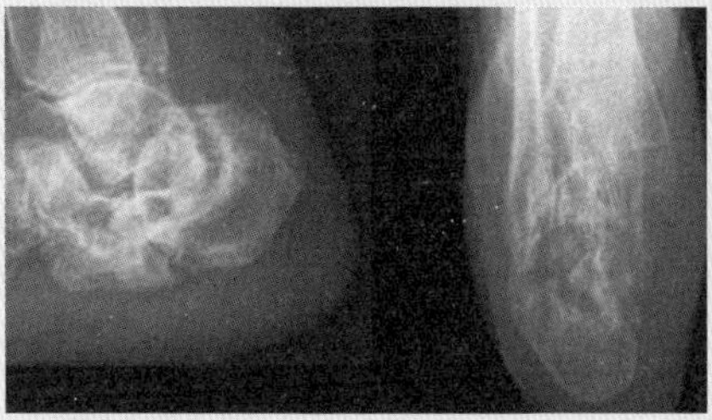

跟骨骨折不當治療，造成嚴重變形

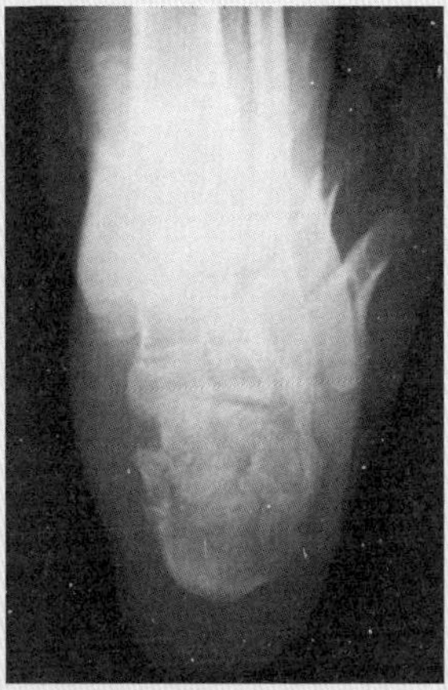

跟骨骨折處理不當，造成饅頭腳跟

這幾乎就是到我這兒求診病人的標準故事。

可能有些人會問，那為什麼一開始不去找足踝專科醫師呢？真是好問題！因為足踝手術健保給付很低，很少骨科醫師願意專注於這個領域，而許多受過足踝外科訓練的醫師也不願意表明自己是足踝專科，以免影響了開脊椎、膝關節、髖關節等賺錢的機會。因此很難找到這種願意執著於足踝專科的笨蛋醫師。

依勞保規定，跛腳竟不如少根腳趾

跟骨骨折受傷，通常會連帶上方的距下關節也產生變形、磨損、退化的情形，但這個關節卻不存在於勞保傷病及殘障給付表中！

許多勞工病患不解地跟我說：「可是……我明明就跛腳啊，為什麼勞保不給付？」我也只能無奈地告訴他：「醫師診斷證明書中，我可以幫你寫跛腳、行走困難、不能復工、距下關節毀損退化，你要我寫什麼我都寫，但是在勞保給付的表單中，就是沒包括『距下關節』啊！」向勞保局申訴，所得到的反應卻是：「請你指出病患踝關節哪裡壞掉？活動度減低多少？」

但「踝關節」和「距下關節」是不同的關節啊！

有時候，政府機關條文之死板，實在是讓人頭上三條線，或許當初在制訂這部份健保相關給付的考量是：讓你能走路就不錯了，還管步態好不好看？但弔詭的是，勞保連少根腳趾頭都有賠償。於是我不禁想問：在生活上，跛腳和少了根腳趾頭，究竟哪樣比較不方便？更何況，這些勞工朋友的腳上都承受著全家的生活，一旦腳跛了，勢必影響到家庭生計，這裡面其實隱含著嚴重的社會問題。

在我的診療經驗之中，大多的跟骨骨折患者都是一到四公尺高的「低空工作者」，因為從這個高度掉下來，人還可以用腳跟著地，但因為衝擊力太大會造成跟骨骨折。據說跟骨骨折在工業時代以前是很少見的，因為沒有樓房，也沒有堅硬的地面來接受跟骨的衝撞，也因此，可以說跟骨骨折是一種工業病呢。

由於台灣工安做得沒有先進國家好，意外率頗高，所以跟骨骨折等腳的傷害，大多發生在社經地位較弱勢的勞工朋友身上，而這群為了生活，不得不暴露在較危險環境中的工人們的腳，在醫療體系缺乏足踝專科醫師的治療與勞保合理給付下，卻受到不合理的對待，我希望能站出來替他們說說話，爭取該有的權益，讓「窮人的腳」至少可以在意外發生的當下受到較完善的診療與對待。

眼鏡小醫多告訴你一點

跟骨骨折癒合不正時，會有什麼併發症？

- 距下關節毀損，造成距下關節僵固，腳部無法內外擺動，在較不平坦的路面步行，會有疼痛、跛行的現象。
- 跟骨爆裂縮短向外擠壓，造成腓骨肌腱壓迫，甚至脫位。外踝疼痛、僵硬，有時穿鞋困難。
- 足跟高度減少，造成下肢縮短一～兩公分，距骨位置改變，踝關節背屈也會受到影響而減小。
- 後跟腱跟骨止點（連接點）提高，造成力矩減小，因此跳躍困難、跟腱無力。
- 不同的變形程度，會有不同程度的腫脹及神經壓迫、麻痺的現象。

09

中足蹠跗關節的脫位異常——容易誤診的足部傷害

人站在地面時，實際上只有前足與後足接觸地面，中足則由足弓撐起，形成一個拱狀，就像是個避震器，當腳承受身體的重量與壓力時，它便提供了相當的彈力與緩衝力。

中足像是一座連接前足與後足的拱橋，橋石從河流的兩岸堆疊連接成一個弓狀結構，這種結構在力學上是最穩定而有力的。而拱橋最高點的那一顆石頭，即所謂的「基石」，只要將其抽離，整座橋就有坍塌的危險。（見下頁「正常足弓」圖）而中足部位的第一、二蹠跗關節（Lisfranc joint），就在腳的結構上扮演了「基石」的重要角色，只要有一點移位、鬆脫，就容易造成足部構造的不穩定與疼痛，使腳弓無力，甚至讓「倫敦大橋垮下來」，引起後天性扁平足、外翻足。

第一、二蹠跗關節的損傷，位於腳盤的中段，一般人只注意到上段的踝扭傷，較少注意這個部位，也因此這個問題更容易遭到忽略。

蹠跗關節的脫位、損傷大多來自車禍及墜落傷，但其實像舞蹈、跆拳道……等這種必須大量赤腳、使用腳盤的運動，造成蹠跗關節損傷的機率也很高。

至於其他的運動，只要會扭傷腳盤，就還是有可能受傷。據說王建民曾有一次因傷休養，就是因為跑壘扭傷腳不幸造成此處受損，雖說投球看起來像是上半身的運動，但也極需下半身的穩定性，小小的蹠跗關節問題，即可能造成身體重要力量的損失。因此從事任何運動一定要注意場地的選擇與熱身，如果腳部沒有好的保護，盡量不要在

正常足弓

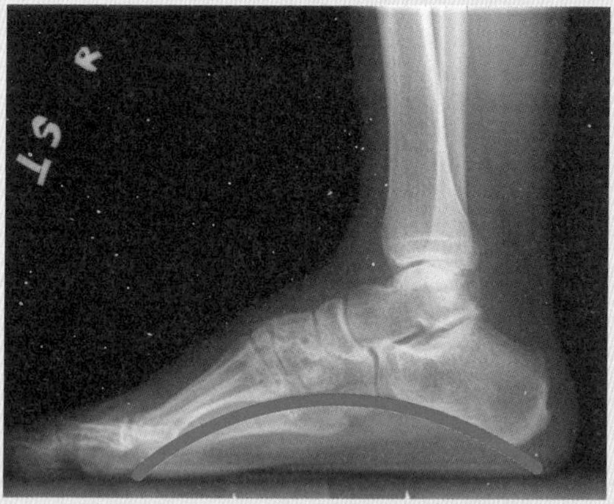

中足像是連接前足與後足的拱橋

過硬地面上從事運動。訓練時也要遵循教練的指示，循序漸進，不可操之過急。

蹠跗關節傷害的治療方式

蹠跗關節的傷害，依其移位的多少，會造成足部不同程度的疼痛及運動困難。有些患者只有小小的半脫位，也會因此產生腳盤中段最高處的慢性痠痛。

一般如果診斷確立，符合適應症，醫師會建議開刀治療（見下頁「中足骨折脫位」圖）。比較常用的治療方式有：

◆**開放性復位內固定**：切開表面組織，目視下直接將脫位骨折關節復位，以各式鋼釘固定。

◆**閉鎖性復位內固定**：只用X光透視，經皮間接性復位，再用空心螺絲鎖住。好處是不需要打開表皮組織。

◆**經皮克氏針（也是閉鎖性復位）**：直接經過皮膚，用細細的鋼針插進去固定。

以精確度而言，當然是直接切開、目視復位，輔以X光透視的效果最好。缺點是手術後傷口較大、疼痛度高。而只利用X光透視、經皮閉鎖式復位雖然較為「微創」，但精確復位的目的就不易達成。因此中足蹠跗關節脫位如果有不穩定、不易復位的狀況，還是建議考慮以開放性復位處理，畢竟手術的目地還是復位而不是微創，微創只是手段。

中足由於結構排列複雜，只要有一至二釐米的移位，就會減少這個地方的穩定度。複雜性的中足蹠關節骨折脫位，如果不打開傷口，只用X光透視，利用手術技巧經皮將蹠跗關節復位，就好像是在黑色的袋子裡拼不規則形狀的積木一樣困難。而第三項只用皮克氏鋼針固定的鎖定效果更是有限，非常可能因為患者走動而導致鋼針及骨折復位移位，而六週到兩個月後拔除時，關節位置可能根本還沒癒合完全而改變，最後造成慢性蹠跗關節不穩定及退化。

不幸的是，由於健保給付都一樣，大部份台灣醫師最喜歡做的是第三項，只用皮克氏鋼針固定；而第一項的開放性復位由於技術困難，又容易有傷口併發症，做的人

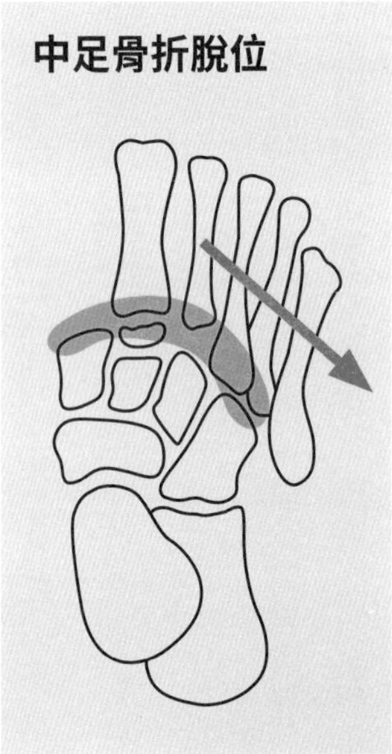

就少了。至於有沒有真的復位？長期的問題如何？那就是另一件事了。

中足骨折易誤診，須找專科醫師診斷

足踝部位的關節多且複雜，只要其中一個環節出了問題，就會影響整個足踝的位置。因此所有關節脫位的手術都強調**「解剖性復位」**，也就是復位後要儘量和沒受傷前一樣，穩定性及活動度才可能恢復。

雖然嚴重關節損傷的預後常常不佳，即使手術成功，功能還是不如以往。不過骨科界有句大家都不會否認的話：「關節接得對，就有可能好；沒有接好，就一定很差。」

一般而言，在現有的健保制度下，中足部是個容易誤診、不容易治療、一般醫界又不怎麼重視的位置。所以有部份醫生在照X光時，只著重踝關節，卻沒有注意到腳盤（因為痛的位置很接近腳踝）。醫生看腳踝似乎沒問題，就叫病人回家好好休息；就算X光有照到腳盤，缺乏專業訓練的醫生可能也很難判讀，因為蹠跗關節脫位有時候表面上看起來是很正常的，那是因為照X光時，腳處在非站立狀態，在無壓力下，脫位可能無法顯現出來。一旦站起來，足部受到壓力，就會出現異常。因此常需要站立著照X光。

所以在足踝專科訓練並不普及的台灣，患者本身一定要具備相關的醫療觀念。接受治療時，一定要確認治療後是否復位密合，否則中足蹠跗關節的脫位異常若沒有完全復位或延誤治療，可能會衍生後天性的扁平外翻足及退化。當中足出現問題，一定要尋求經驗充足的專科醫生協助，才不會造成日後的困擾。

中足骨折脫位手術

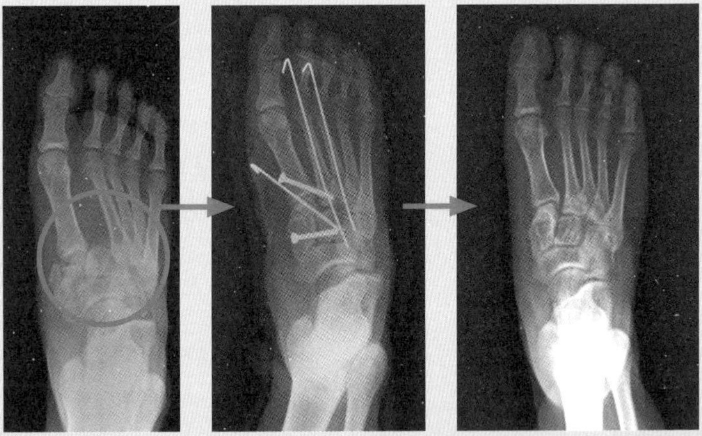

中足骨折脫位術前　　術後　　正常復位，金屬拔除後

Chapter

5

腳部精確診斷與治療

01

小兒扁平足，該保守治療或手術治療？

小兒扁平足到底要不要治療？牽涉的因子很多，可以從長期或短期的角度考量，也可以從功能或美觀來思量，考慮經濟情況、考慮別人的觀感……，但是，究竟該怎麼面對，才不會過與不及？

每年到了寒暑假必定有許多家長帶著小孩到足踝中心，詢問有關扁平足的問題。歸納其問題不外乎：「腳現在這樣有沒有關係？」、「穿鞋墊會不會好？」、「可以開刀嗎？有沒有後遺症？」、「不管它的話，以後會不會怎麼樣？」等等。

面對父母焦急、手足無措的關懷，我必須耐心地一一解釋前因後果，才不會讓家長反而越聽越糊塗。至於「是否需要治療」及「如何治療」等問題，對身為足踝專科醫師的我而言，真是大哉問！因為這問題並不像骨折或癌症的治療般明確，很快就可取得共識，反觀「小兒扁平足」的診治過程，由於帶有一點哲學味道，也必須花更多時間和不同教育程度及理解能力的家長溝通討論。

當然，許多家長順道帶來不同醫師的不同意見，也讓我們很累！

小兒扁平足的診斷與治療

在台灣，由於足踝醫學領域長年遭到骨科界的忽視，也因此一般骨科醫師較缺乏認識，連帶地對足踝問題傾向忽略及不作為，小兒扁平足就是其中一個典型例子。難道台灣人的腳不能追求更好的照護，以追求更好的生活品質嗎？這也是為何我在前輩們都不看好的情況下，還是願意一頭栽進足踝專科的領域。

說實在的，我自認實在很不商業化，而且也很有誠意——誠心誠意地想解決病家有關「腳」的問題。但也因為這樣，卻有醫師認為我們過度治療，只是想賺錢。唉！

日本人在醫學會議報告時，如果是自己的意見，而不是引述教科書或論文，就會說：「哇累哇累……」（われわれ，意指「我們」），我很喜歡這個字的發音，總覺得這句話的後面好像會吐出台式粗話似的。關於小兒扁平足的意見，我也想來「哇累哇累」一下。

◆**診斷：定義混亂不清，很難客觀定論。**

根據目前全球所發表的論文統計數據，扁平足的發生率從兩％到十％都有人提出。為什麼數據會差這麼多？因為扁平足的診斷定義非常混亂不清。從教科書及論文可以看到各式各樣的定義，卻沒有一種定義可以獲得大家一致通過及認可。

總體來看，有扁平足帶內側腳肉貼地、腳掌內側突出、前足往外翻、後腳跟外翻、小腿軸線及腳掌中心沒辦法對在一起、後跟腱過緊……等不同特徵（在此我儘量不用醫學名詞及X光角度），但傳統的扁平足分類卻只是看腳印內側凹入的程度，也因此每位醫師認定的扁平足可能不同，當然對於診斷或治療有效性的認知也就會有大大的不同。故而，「站立像X光」由於有線條可量，就成為目前診斷扁平足唯一客觀的依據。

◆**治療：保守治療vs.手術治療**

如上所述，由於診斷不清，治療當然就更加紊亂。大多數骨科專家認為小兒扁平足是不需要治療的。因為相關數據顯示，兩歲以下的小孩幾乎都是扁平足，但隨年齡增長，十歲以後，只有四％的孩子會有扁平足。也因此，許多小兒骨科的醫師都建議家長，實在不需要一看到子女有足弓塌陷的情況，就過於緊張。

但是，這樣的說法卻存在著一些盲點：如果你的小孩是那看似微不足道的四%中的一員時，怎麼辦？如果這種差異會造成患者痛苦或外觀上的問題，甚至影響到心理時，又該怎麼辦？更重要的是，它是可以治療（改變）的！

在此前提下，身為醫師，就不該說「一定不需要治療」。這就好比天生暴牙的人究竟要不要治療（改變）？應該交由病人來決定，而不只是醫師。

無奈，一般骨科醫師對此了解不多，也因此傾向完全不管它，或是只讓患者穿鞋墊矯正。但可能會讓多數民眾驚訝的是：完全沒有論文報告支持長期穿鞋墊對扁平足的矯正會有效，唯一被證實的只是對疼痛或疲勞有效，但不會改變外型或角度。而且，小孩的足弓在六到十歲時，如果能搭配有效的足部運動復健，通常會自動建立好，不完全是因為鞋墊的關係，但家長卻很願意花錢。

重點是：那些腳弓很明顯沒有建立，目前已經出現症狀或未來會有相關症狀的人怎麼辦？醫師反而沒能提出有效的建議。

事實上，小兒扁平足的手術治療在歐美先進國家已經不是新聞，而且有大量的論文報告顯示其有效性及極有限的副作用。

十多年前，我首先由國外將「距下關節矯正器」引進台灣，治療許多小兒扁平

扁平足手術治療

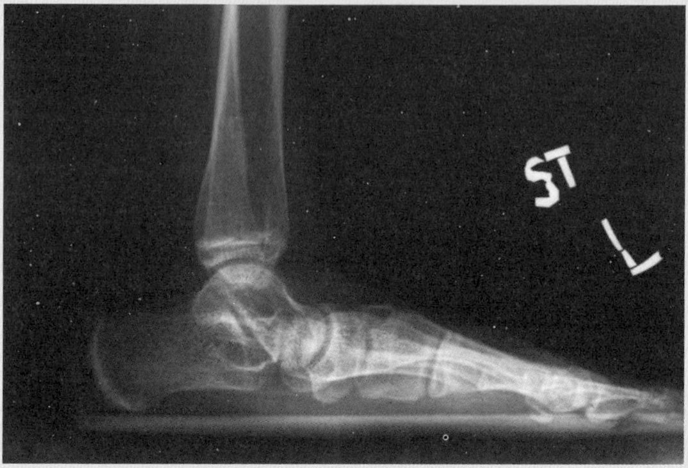

扁平足手術前，足弓塌陷

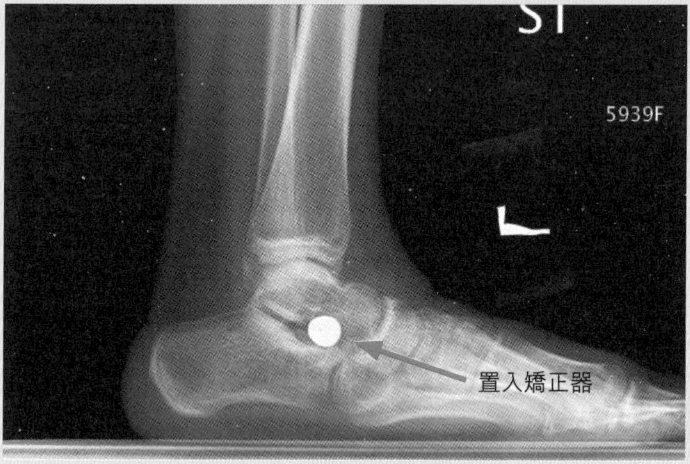

距下關節限制手術後，足弓改善

足患者，不僅有效矯正扁平足，而且追蹤多年都沒有產生併發症；許多患者也因為扁平足獲得矯正後，使原本痠痛疲勞的現象減少而變得較喜歡活動。最近幾年又發展出新型矯正器，以微創置入，可以讓傷口更小，小朋友恢復更快，搭配復健拉筋及步態訓練，幾乎可以馬上活動。

嚴重扁平足需要及早治療

扁平足理論上短期內不處理並不會有嚴重問題，只是外型會維持扁平外翻，有些小孩則會有痠痛、不喜歡長期站立或行走活動等現象。

需要注意的是，嚴重的扁平足，就算短期沒有疼痛症狀，成人後也會因長期骨骼結構的耐受性較差，比較容易有後脛肌功能不良疼痛、關節退化等傾向，因此必須改變生活型態，減少負重；或是於成年後接受侵襲性極高的截骨斷筋或關節融合等手術。

從這角度來看，「嚴重扁平足」需要及早治療，因為在小孩子未成長完全前的距下關節限制矯正手術，只需要打開一個一公分的小傷口，放入矯正器，術後幾天即可行走，屬於極低侵襲性的手術，術後疼痛也可大量減少。

還有其他選擇嗎？根據一項論文統計報告：較肥胖及穿鞋時間較長的小孩患有扁平足的機率較高。這點告訴我們，太胖會造成腳弓過大的負擔，就可能會造成較厲害的扁平足。但從我的臨床來看，我有時候會懷疑：「到底是肥胖造成扁平足？還是因為扁平足活動力差導致肥胖？或者是互為因果吧。」

減肥、赤腳、運動，有助改善扁平足

不過，不論因果如何，小孩不要過胖卻是一定的道理，因此控制體重、減肥，應該可以減少扁平足的形成。另外值得思考的是：「多穿鞋反而會造成扁平足」。這是什麼意思？意思是穿鞋會減少腳部肌肉的鍛鍊，反而會促使腳內部肌腱韌帶衰弱，造成扁平足；這個觀點也印證了為什麼矯正鞋大量限制了腳部的活動，對扁平足卻沒有長期的好處。我們應該多鼓勵小孩運動腳趾及腳掌、多赤腳活動，有助於改善扁平足，會減少扁平足的機率。

相對於小兒或先天性扁平足，其實還有一個名詞是後天性扁平足（見150頁），這是因為長期肌腱韌帶受傷或老化，造成足弓結構崩坍，形成扁平足，患者的腳疼痛變形，甚至行走困難。雖然多數發生是在中老年期，但最新的研究顯示：其中一個重要影響因素是小時候已經有先天性扁平足，造成後天性扁平足變嚴重。

好了，我哇累哇累了一長串到這裡，扁平足究竟要不要治療，牽涉的因子真的很多，就和暴牙需不需要矯正一樣，這事關社會經濟學而不是單純的醫學問題，如果為了小朋友的長期生活品質，家長積極作為還是比較好的。

02

「腳麻」成因複雜，不能用血路不通就帶過

每當病人帶著真摯的神情問我：「醫生，我腳會麻，是不是血路不通？」我只能微笑以對……，因為現代醫學上並沒有「血路不通」這個名詞，之所以會讓腳產生麻痺感，約可歸因為兩大問題：血管障礙或神經障礙。

究竟，哪些問題會讓我們感到腳麻？

「血管障礙」引起的血路不通

◆**糖尿病：**在足踝專科的領域裡，因為血管問題造成腳麻症狀，最常見的就是糖尿病患者。因為糖尿病患者極容易在血糖控制不佳的情況下，就像是在沙漠中缺乏雨水一般，引發微血管病變，而有麻的感覺。

糖尿病會促進血管的老化進而引起動脈硬化，脂肪混合著平滑細胞及鈣堆積在血管內壁，造成心血管疾病與周邊血管症狀如間歇跛行、足部潰瘍等疾病。為延後病況惡化，需積極控制血糖、治療高血脂、戒菸、飲食控制、多做足部運動來防止腳受傷。

◆**動脈硬化：**雖然在臨床上，病人會因為三高問題（高血壓、高血脂、高血糖）引發動脈硬化阻塞到腳的機率很小，但「腳中風」的可能性依然存在。也有病例是因為創傷引發「急性動脈血管阻塞」，這時就必須在黃金八小時內設法將動脈血管疏通，一旦錯過，將使足部組織壞死，面臨截肢的痛苦。

◆**靜脈栓塞：**最常見的是深部靜脈阻塞，也就是人們常說的「經濟艙症候群」，腿部因為長時間坐著無法伸曲，容易造成深度靜脈血栓，症狀輕者發生下肢水腫，重者則因為這些血栓塊會順著血流跑到肺部，阻塞肺部血管造成肺栓塞，引起呼吸困難，甚至中風或死亡。

不過這類症狀的知覺較不一樣，比較屬於「腳脹」的感受，而不是「腳麻」。

「神經障礙」引起的血路不通

除了血管障礙引起腳麻的問題外，事實上，神經系統掌管人體的知覺，當然與此症狀有更緊密的相關性，從神經系統的角度來看，區分為兩種：

◆中樞神經系統

中樞神經由腦及脊髓組成，所以引發腳麻情況的病徵，最常見的包括「椎間盤突出」和「椎管狹窄症」兩種，一旦確認病人腳麻的起因是由中樞神經障礙引起時，我們都會將其轉介至脊椎外科，讓專業醫師對症治療。

◆周邊神經系統

這類神經障礙所呈現的狀況又大不相同：

糖尿病足周邊神經病變：這種狀況是比較沒有辦法治癒的，屬於整體性的內科疾病，只能靠自己控制血糖、定期回診檢查。

跗管症候群（Tarsal Tunnel Syndrome）：這是屬於足踝專科的領域，許多人都對它認識不深，很容易被誤診爲足底筋膜炎或蹠痛。我曾在網路上看過美國一位病人的經驗談，這位病人原本腳盤會痛、不舒服，看骨科醫生被診斷爲足底筋膜炎，猛打類固醇，無效；另一位骨科醫師告訴他純粹是疲勞或發炎。這位老兄前後花了十個多月，才真正找到問題是「跗管症候群」，手術處理後痊癒，腳不再麻痛。

看到這位老兄的分享，令我相當感慨：試想在醫療先進的美國，都必須花這麼長的時間才能找出真正病因，對症下藥，更不用說在台灣，大家對足踝的認識還處在渾沌不明的狀態，相信這類病人被誤診的比率會更高，一定有許多病人流浪許久，迄今都還不能診斷出正確的問題。所以我想針對這部份和各位多分享一些觀念。

跗管症候群的原理，在於脛神經（tibia nerve）通過踝關節內側下方到腳的時候，有一個管狀通道常因為外傷腫脹、腫瘤壓迫或天生體質較窄小，而造成神經傳導受阻。這時候患者就會感到足部麻痛。

關鍵是麻痛的位置，只會發生在腳底及腳盤內側等遠端神經分佈的地方，部位非常明確，不會有大腿、小腿都麻的情況產生。

此外，只要輕輕敲擊內側踝關節下方、脛神經通過的地方，病患若有一種類似電流通過的感覺，產生麻痛、灼熱感，就可能是「跗管症候群」。

整體而言，許多附管症候群的問題屬於原發性，找不到成因，但也有可能會因為受傷，造成跗管部位纖維化或腫脹；或是剛好在那裡長出痛風石被壓到；或是腱鞘囊腫剛好長在該部位壓迫到；或是因為足跟骨癒合症造成內後側突出，繼而壓到跗管；甚至因為扁平足……，必須深入探究其真正發生的原因。

我要強調的是，跗管症候群是可以利用手術來對神經減壓治療的，主要關鍵在於能否正確診斷出問題，如果只是短期腫脹，有時不開刀亦可獲得良好改善。

腳麻原因複雜，忠實描述最重要

由於造成腳麻的原因很複雜，病人經常到處尋尋覓覓，在內科、神經科、復健科、骨科、國術館、中醫……之間流浪。

透過本書，希望這些因腳麻找尋醫師的病人，能先具備正確的觀念：「血路不通」不是個病名。因為每一種血路不通都有其不同的感覺，也都有不同的原因，病人應該要試著和醫師具體說明腳麻的型態與位置，因為專業醫師要透過病患的完整描述，才能夠比較精確地診斷。

以下表格只是初步的分類，協助各位在檢視自己狀況時，可以更完整地陳述給醫師參考，下次看診時千萬不要再籠統地問醫師：「我這是血路不通嗎？」因為在這個看似簡單名詞的背後卻隱含著複雜的成因，大家只要能盡可能忠實完整描述，至於複雜的病症就交給專業醫師來做最後診斷。

類別	範圍	相關病症	麻的差異感覺
血管問題	糖尿病		呈散性分佈的麻，愈周邊，血液循環愈不好；腳愈外圍（腳趾頭、腳盤等）麻痛感愈嚴重。
	動脈硬化		血管動脈塞住的麻，當腳抬高或走路時會比較麻、不舒服，腳放下休息就比較舒服。
	靜脈栓塞	深部靜脈阻塞（最常見）	比較容易感受到腳脹痛感，而不是麻痛。
神經問題	中樞神經障礙	椎間盤突出	屬帶狀性的麻，也會有合併背痛的問題。有時病人會特別指明哪個部位麻痛，醫師可藉此推測第幾根神經被壓到。
		椎管狹窄症	屬於下肢全面性的麻，往往是坐著不會麻，站起來或走路走久了就比較會麻，而且會帶有無力的症狀。
	周邊神經障礙	糖尿病足周邊神經病變	屬糖尿病病變，只要有糖尿病，醫師都能馬上判定出這一部份。再者，糖尿病的腳麻主要是愈周邊、愈外圍愈有感覺，比如說腳趾頭、腳盤比較麻，都是散扇性分佈的麻。
		跗管症候群	只有特定部位麻，不會有大腿、小腿都麻的現象。一旦敲打脛神經及跗管等特定部位，會有一種電流竄過去的麻痛與灼熱感。

03

截肢——足踝外科醫師的最痛

不會有醫師喜歡進行截肢手術，那是個吃力又不討好的工作（健保給付相對低，病人也不會感謝你）。但是，看著許多患者在肢體保留拉鋸戰中，一次次勇敢地接受手術，卻又一次次虛擲時間和金錢，最終還是走到必須截肢的處境，心中很是不忍……。為了避免再看到患者如此受苦，想更進一步和大家分享一些觀點，大體而言，截肢有兩種情況：

◆**創傷性截肢**：因創傷造成很嚴重的問題，不論是馬上要截肢，或後來才截肢都屬於這類，雖然發生的狀況很多，但主要多是車禍所造成。

◆**非創傷性截肢**：因爲糖尿病、血管阻塞等疾病所造成的感染或壞死等，約八十%是因爲糖尿病導致。

不論是哪種原因，一旦在自己還可以評估考量的情況下，千萬不要有「留著就好了」的觀念，不妨從下列幾個客觀性因素來綜合考量，並和醫師溝通。

「截肢」與否的關鍵性客觀條件

「功能第一」永遠是考量腳應否保留的主要重點。在此前提下，除了病人主觀上的認定外，還有幾個客觀條件可以協助大家判斷一旦面臨這種兩難抉擇時，該如何評估：

◆**碰觸它時，必須有感覺：**沒有知覺的腳比較不值得保留。

◆**不能是感染源：**留下來反而容易成爲一再感染的來源，也比較不值得保留。

◆**結構必須穩定：**雙足是非常強調負重功能性的部位，每天都必須踩地、走路、跑……，一旦不穩定，變形得太厲害，也比較不值得保留。

◆**是很嚴重的疼痛來源，而且無法解決：**這點會對病人身心帶來極大的壓力，應該要考慮進去。

若腳目前面臨的狀況已經符合以上好幾個負面條件，就比較沒有保留的價值，可能考量截肢較好。我當然希望大家都能擁有雙腳，並且是在「有功能」的狀態。

站在足踝科醫師立場，我當然還是會盡量重建而不是切除壞腳，在決定重建手術保留肢體的前提下，我必須再增加兩個考量：

◆不讓病人受太多苦，不要開太多次刀。

◆不能讓病人住院太久，必須盡快讓他回到「有功能」的狀態。

許多老人家因為糖尿病足而就診住院，歷經多次清創手術後，他就從此再也「不會走路」了！為什麼？因為進行清創處理的期間，病人必須住院，一次又一次，長時間臥床對老人家而言，最後可能連起床的力氣都沒了！萬一清創手術又未能根治病人的痛，周而復始，就真的終生與「輪椅」為伍，這真不是我所樂意見到的。

也曾有患者因嚴重車禍於外院接受多次重建手術，留下一個攣縮變形又有慢性潰瘍的腳，沒有醫師願意再處理，一直在各處醫療院所流浪，最後在我們的評估下幫他做截肢手術，並安排義肢及復健，這樣一來患者反而有了更快更好的生活品質。

以足踝外科醫師的角度來看，若我能保留一個不截肢又能有功能的腳，絕對竭盡全力保留它。相對地，若是勢不可為，也應該趕快做截肢手術，讓老人家傷口趕快好，不要被麻醉那麼多次，還可以用義肢當枴杖。能夠有機會選擇一種較好、較自由的生活品質，有何不好？

舉例來說，有位罹患糖尿病的七十歲老人家，腳上有個傷口已經爛到很深的地方，幾乎整個都爛了，想恢復它的功能已經無力回天時，醫師應該直接從最高點切掉，幫他進行一次性截肢（一次徹底治療）？還是，透過無數次清創手術處理，只為了保留一個殘缺不全、不能使用的腳？哪種比較好呢？

事實上，每經歷一次清創手術，便需要冒著可能感染及麻醉風險。有很多人在多次清創途中就因為敗血症走了，這些風險家屬都考慮過了嗎？還是根本不知道呢？

有時候，截肢是更好的選擇

多數家屬只會講：「可不可以想辦法把腳留下來？」但看到醫師那麼努力，清創那麼多次，難道不會進一步思考：這些程序都不用錢嗎？醫師是否善盡職責將所有選項和相關風險、成本詳細告知病人？還是只是順著現有健保制度的設計走？

此話怎講？目前健保制度對醫療的執行給付，在我看來，從品質和功能恢復等方向考量，他們並不會在乎截肢應付多少，保留肢體又有功能該付多少……反倒是「以次論價」，比如說，清創十次給三萬元，截肢一次給五千元。在這制度下，試問：醫師會傾向選擇開十次刀還是一次截肢？

相較之下，健保制度似乎並不是很支持一次到位的截肢方法，反倒是多次清創的處理方式對醫師較有利；但是，醫療的成果關乎病人未來生活品質，而病人知道嗎？健保制度重視嗎？醫師有跟病人、家屬溝通清楚嗎？

千萬不要以為「不幫你截肢的，就一定是好醫生」！長久來看，無論是創傷或非創傷性的截肢，都有一定的適應症（indication），符合一定的適應症並符合病人要求的話，截肢反而對病人比較好。

可是囿於「只要保全肢體就是成功」這個沿襲已久的觀念影響，再加上健保制度的助長，醫生可能不會想到「若適合這個適應症，就應該建議病人截肢」。有些醫生還比較傾向「就算截肢對病人較有益，還是避而不談」，直接選擇不替病人截肢。除非在不截肢將立刻影響生命的情況下，醫生才會毫不猶疑地告知並處置。

另外，我非常希望醫療制度可以更發揮科際整合的效益，讓骨科、心臟血管外科和整形外科一起努力，來共同保有一隻「有功能的腳」，由心臟血管外科發揮專長將有問題的腳的血管先處治好，再讓足踝外科（骨科）將骨骼關節結構矯正好，最後才是整形外科將傷口關起來，早日讓肢體有功能可以走路，這才是好事。

眼鏡小醫多告訴你一點

截肢後一定會產生「幻肢痛」嗎？

有一定比例的人在截肢後產生「幻肢痛」（phantom pain），根據文獻，其比例從十%～八十%都有人報告，以上肢居多。發生原因可能是神經傳導錯亂，或中樞神經系統因截肢後缺乏神經回饋所致。

在我個人的臨床經驗中，下肢截肢的患者從未有過類似抱怨，而文獻中也提到截肢後疼痛的患者大多在截肢前也有痛的問題，並不會因截肢而增加問題。所以這個問題的答案在下肢的部分，我認為是否定的。

醫生，請幫我截肢！

A君來診間求助，一開口就說：「醫師，我想截肢，跑遍幾家醫院都沒醫師願意，你可以幫我嗎？」

一次嚴重的車禍讓A君的一隻腳開放性粉碎骨折，也造成器官組織頗多缺損。第一時間為他急救診治的醫師，進行了清創處理。之後經過整形外科及骨科多次手術處理後，看起來似乎傷口大致上癒合，他也就順利出院了。表面上看起來A君的肢體似乎復原了，但是由於關節受損、退化攣縮，外觀也變形併有慢性潰瘍，對正值青壯年（年約四十歲）還是個羅漢腳的A君來說，這才是他惡夢的開始……。

車禍後被救回來的那隻腳，自此：第一，變形、不能踩不能受力；第二，傷口滲液，產生異味；第三，每天要照顧傷口、處理流膿現象。讓A君不僅工作上頓有所失，更嚴重影響到生活品質、社交網絡與心理壓力。

他頹喪地說：「我本來希望原醫師能為我截肢，可是被拒絕了！因為醫師認為好不容易才將我的腳救起來，為何要截掉？」從此，他在醫院診間輾轉徘徊，每個醫師都告訴他：「你的腳能保留下來、處理到這樣，已經很好了！」但是卻沒有人想到，對A君而言，留著這隻腳還不如沒有腳！

兩年後，A君出現在足踝中心的診間，他的這隻腳已經是杵狀足，嚴重變形、形狀難看，腳該有的功能也幾乎都沒了，不能踩踏在地上，而且還會流膿……。

醫生必須告知病人所有的選項

車禍讓A君的腳嚴重受創成「開放性骨折」，多數醫師只關注傷口的癒合，鮮少人注意到預後腳的踩、踏、走、跑等功能復原的問題。

許多開放性骨折的病人，常常是由骨科迅速處理將骨頭接合後，就轉到整形外科。可是術業有專攻，整形外科只重視傷口本身的情況，其專長是設法將傷口蓋起來，對腳本身的功能反倒不會那麼關心，究竟「傷口癒合後腳能不能踩？」「會不會有感覺？」常不在其關心考量的範疇。

很不幸地，A君的開放性骨折傷口已達到骨髓炎的程度，雖經過清創也沒有處理好，甚至沒人想認真地找出原因，多數醫生和多數民眾的看法一樣：「有腳總比沒腳好。」但是，在足踝科醫師的專業思維中，所謂「腳」必須要能夠踩，要有其應該具備的基本功能，才能說「我們將它治療好了」，如果腳不能走路的話，那還不如截肢！

以A君的狀況來看，車禍當時已經造成骨髓炎，確實沒辦法重建。如果我在現場，我一定會向患者詳細說明，讓他充分了解所面臨的處境和風險：

若選擇重建，失敗機率會很高，依據目前受傷的情況可能要再開幾次刀？成功率有多少？可以做到什麼程度？甚至，做出來的腳一定不夠好；即使我這樣做下去，可能也達不到你的要求……等。

由患者自行考慮是否願意接受這樣的風險和成本，如果患者無法接受這些風險和成本的話，是否也可以試著將截肢視為選項之一？

重要的是：將所有選項告知患者。如果可以不用截肢，我們也不願意提供截肢的建議，當然會盡量把它救起來。可是在功能無法復原，甚至還有其他後遺症的狀況下，醫生必須要跟病人討論，而不是將有關「截肢」的選項完全刪除，不告知病患。

否則就會落得像A君一樣，來到足踝中心之前，已經不知在其他醫院反反覆覆動過多少次手術，但一直無法將腳治好。留著爛腳，醫院既沒辦法幫他重建，也不幫他截肢，只能弄到半死不活的樣子，什麼事都不能做，大家看到他拄著枴杖、拖著一隻流著膿發出異味的腳，常避之唯恐不及，讓A君甚至一度還想要自殺。

後來我幫A君動了截肢手術，傷口痊癒後他去做了義肢，術後有一天還穿了西裝褲特意回到診間看我，與之前簡直判若二人。A君一直感謝我們，感謝天感謝地的說：「現在我不會痛、不會流膿，可以不用枴杖走路，還可以約會找女朋友，將來可以娶老婆……。」好像重新找回了人生。

所以，截肢不是不應該，而是要看情況。關鍵點在於若沒有辦法重建，是否轉個念評估一下：截肢後，是否可以得到更好的功能？

「腳」之所以留下來的意義

出現在足踝中心診間這樣的病人不只一個。所以我想再強調一次：腳的機能絕對和我們追求的生活型態和生活品質息息相關，不只是一個好看的肢體而已，它必須發揮功能，才能幫助我們在生活上達到積極的目的。可是，這也是一般人（包括醫師）最常會忽略掉的地方。大體來看，腳有幾層意義：

◆**心理作用**：證明自己是健全的，因爲有腳。

◆**美觀作用：**人是雙足動物，對稱是很重要的。

◆**功能：**腳必須用來走路。

如果以這三層定義來看，當醫生只處理傷口，只有達到第一點心理作用，後面兩個意義都沒有，你願意將「腳」保留下來嗎？當然可以，只不過代價可能是要讓別人一直看顧，因為腳已經變形，而且不能踩又會流膿的腳也不能穿義肢；當然，平常也要一直拄著柺杖。這就是代價！但對某些人而言，這樣的心理安慰可能是非常重要的：「我至少有完整的腳，雖然這隻腳不能用。」

使用義肢在美觀及功能上可能都勝過一隻殘破的腳，起碼膝下截肢義肢的步態勝過使用拐杖，還可以減少因使用拐杖造成的上半身痠痛。

到底怎麼樣才是對患者最好的治療，醫生無法為患者驟下決定。這種對人生價值的判斷只有患者自己才最清楚，醫生能做的只有完整告知及專業執行。

眼鏡小醫多告訴你一點

不同位置的截肢

一般下肢的截肢以膝下截肢最常見。由於保留了膝關節加上現代義肢的進步，穿上長褲走路就看不出來和正常人有何不同。另外有更高位的膝上截肢及去髖關節截肢，因為截去肢體較多，在走路時有軀幹及大腿擺動較大的問題，需使用較多的能量。而比膝下截肢更低位的截肢，則有義肢較難設計穿戴及軟組織保留的問題，例如去踝關節截肢、經中足截肢及經蹠骨截肢。

常見截肢位置

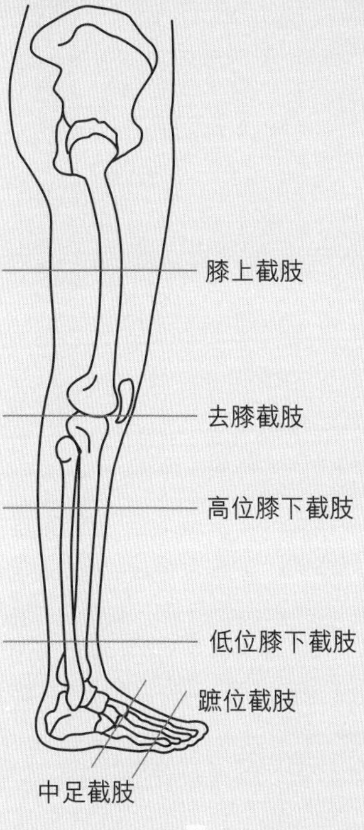

04

踝關節退化的終極治療：融合固定術、人工踝關節置換

髖關節、膝關節以及踝關節，是人類下肢的三大關節，平常不活動的時候就需要承受全身的重量，當我們做出跳、蹲、走、跑等動作時，加上地面的反作用力，下肢關節更是必須要承受數倍於體重的壓力。

居於下肢三大關節最末端的踝關節，因為負重面積小，周邊的肌肉與韌帶也小，承受的壓力尤其是下肢三大關節之首，所以在經年累月的負重磨損之下，踝關節退化的症狀便發生在許許多多的患者身上。

踝關節退化的兩大主因

踝關節退化的原因可以分為兩種：

◆**機械性：**機械性的踝關節退化還可以分出兩種類型，一種源自於先天，如杵狀足、小兒麻痺等，此類型踝關節在出生時軸線就不正，在長年累月的使用下發生退化。另一種則源自於創傷，當外力超過踝關節所能承受的機械強度，就會造成踝關節的損害（骨折），這時候若沒有經過合宜的復位以及固定治療，就很容易留下後遺症，造成踝關節退化。

◆**發炎性：**這裡指的是因類風濕性關節炎、細菌性關節炎、痛風性關節炎等發炎性疾病，所引起的踝關節退化。

以上兩種情形造成的踝關節退化，如果能及早進行治療性的手術，一般來說都能得到不錯的恢復。可惜的是國內許多患者，當腳踝不舒服的時候，常常放著讓它痛、腫，或者隨便找個骨頭師「喬一喬」就算了，結果加速了踝關節的退化，到最後只能進行補救性的手術，也就是踝關節退化的終極治療：踝關節融合固定術或人工踝關節置換術。

踝關節融合固定術

很多人會問：「進行融合固定術，那我的腳是不是就不能動了？」雖然融合固定術是把會痛的踝關節固定住，但並非整隻腳不能行動，因為腳除了踝關節外，還有許許多多的小關節，甚至有的患者以前一活動，腳踝就會有疼痛的症狀，在進行踝關節融合固定術之後，因為疼痛消失，可以盡情活動其他較小關節，行動反而更加靈活。

但是經過融合固定的踝關節，畢竟比不上健康的踝關節，要蹲或做一些接近地面的活動都會有所不便，更重要的是有將近一半的機率，術後會發生移行性關節炎。

什麼是「移行性關節炎」呢？我常用「大門封死，小門壞掉」來解釋這種情形。我把踝關節比喻成房屋平常進出的大門，今天這扇大門壞掉了，進出常常會勾破衣服、發出惱人的聲響，甚至有時還會發生推不開或關不緊的情形，所以把這扇壞掉的大門封起來，改走房屋其他的小門。

而所謂小門就是指腳部其他小關節，如距下關節、距舟關節等等，踝關節封死了，原本由踝關節所承受的壓力，就會傳遞到這些替代的小關節中，但是這些小關節原本的設計，並不是用來替代踝關節承受巨大的壓力，所以時間一長，小關節因為磨損，漸漸也可能會有些其他毛病產生，就像小門進出久了也有可能壞掉一樣，這就是移行性關節炎。

人工踝關節置換術

或許會有人問：「那我不要把大門封起來，乾脆換一個新的大門，可不可以？」當然可以！這就要講到另外一項補救性的手術——人工踝關節置換術。

置換人工關節，等於換了一個新的大門，靈活度當然勝過融合固定術，加上由人工關節替代踝關節承受壓力，所以壓力不會移轉到其他小關節，也

踝關節融合固定術

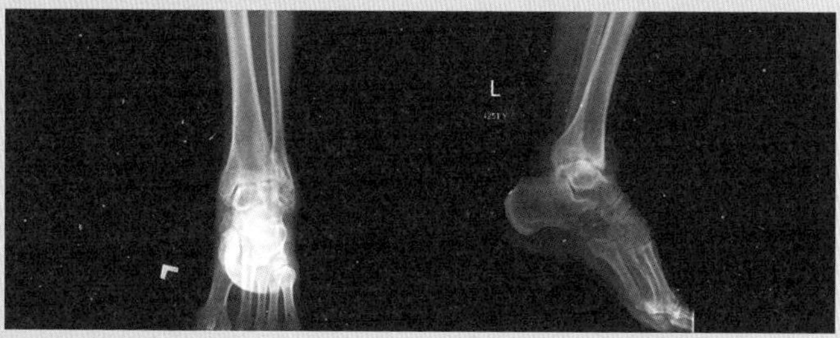

術前踝關節嚴重退化

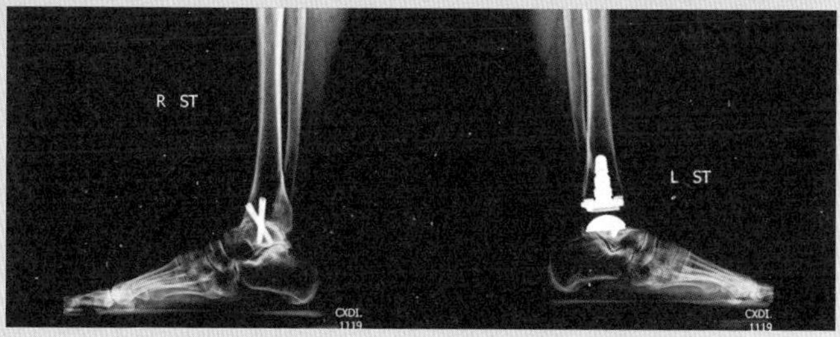

右腳踝關節固定，左腳人工關節置換

就不會有「移行性關節炎」的問題。

但可惜的是，因為踝關節是下肢三大關節中承受最大壓力的關節，我們很難以人工關節完全取代原本的踝關節，所以人工踝關節的使用壽命，尤其對活動量大的年輕人來說是必須多加考量的，這也是人工踝關節不像其他人工關節這麼通用的一大原因。

再說，足踝是一個很精密的器官，所以人工踝關節的置換非常講究專業，需要精準的技術要求。各位想想，踝關節的距骨頂端最多只有三到四公分寬，只有膝關節的二分之一，扭力又更大，所以人工關節只要稍稍放得不是那麼精準，使用壽命就會差很多。加上因為踝關節又是三大下肢關節的最末梢，離心臟最遠，血液循環當然比較差，所以免疫力、恢復力都不能跟其他關節相提並論，更不用說因為人工關節是外來物，手術如果做得不好，長期預後就難以預測。

目前人工踝關節置換在台灣還不是踝關節退化的主流治療，主因是健保不給付，需要自費支出數十萬。此外，手術適應症相對狹窄，必須嚴選適當患者，才能有長期成功的結果。

選擇最適合自己情況的手術

無論是踝關節融合固定術或人工踝關節置換術，皆有其優缺點，一旦面臨踝關節退化的終極治療時，該選擇哪一種手術遂成為兩難的課題。

事實上，該如何選擇最適合自己情況的手術，可從六個方向來考慮：

◆**單腳因創傷而造成踝關節退化的年輕患者：**建議進行「踝關節融合固定術」，因為年輕人的活動量大，人工踝關節可能無法長時間承受如此耗損。

◆**雙腳都有踝關節退化問題的患者：**若屬於這種情形，即使是年輕

人工踝關節置換術

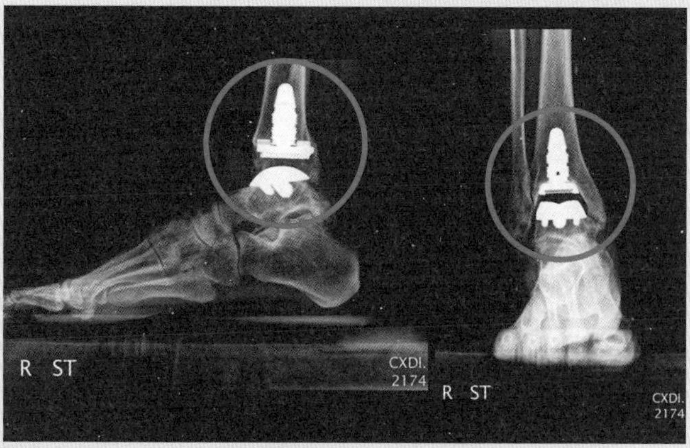

利用人工關節取代退化踝關節

人，我也會建議一隻腳做踝關節融合固定術，另一隻腳做人工踝關節置換術，因為若雙腳都做融合術，產生移行性關節炎的機率會大很多，靠近地面的動作（蹲、跪）也會受到很大的限制。

◆**年紀大、社經地位比較高的患者：**不必靠從事活動量很大的工作維生，又希望擁有比較好的活動度，那人工踝關節置換術將會是很不錯的選擇。

◆**屬於勞動階層的患者：**此類型的患者即使年紀大，我恐怕還是不推薦人工踝關節置換術，因為即使他們受傷復原後，還是要工作餬口，很少能換工作，他們需要的是比較堅強、能維持長久的東西，而且勞動階層通常並不富裕，難以應付動輒需要數十萬元的人工踝關節置換術。

◆**類風濕性關節炎的患者：**此類型的患者最適合進行人工踝關節置換術，除了可以減輕症狀外，因為患者很多關節早已受損，所以活動度不高，相對地，人工關節的耗損度也會降低。因此國外研究報告一致推薦類風濕性關節炎的患者在內科用藥之外，可以考慮進行人工踝關節置換術。

◆**內翻變形部份退化的關節：**這種情況可以視其年紀及活動狀況及關節退化程度，進行截骨矯正而不融合，維持其關節基本活動度，也可達到患者滿意的結果。

有病就要醫，不應拖延誤了病情

我常常跟病人講：「有病就要醫，尤其是足踝的位置若不對，一定要把它矯正到正確的位置。」

其實足踝的許多毛病，若能及早針對病因做治療，理論上都是可以痊癒的，不至於衍生出後續的退化問題。但可惜的是，國內患者常常諱疾忌醫，只要有醫師說沒問題就輕忽大意，好比說創傷造成骨折或脫位，復位後若是覺得不好時，就應該積極尋求第二意見，但往往患者一拖數月數年，後來要再復位就變得極端困難；甚至關節壞了，復位回去也沒用，就只能用補救性手術收場了。

曾有患者問我：「做過踝關節融合固定術，將來能不能再改回人工踝關節置換？」

理論上是可行的，在國外也已經有許多論文顯示其效果還不錯。但由於踝關節融合後，其相關的肌肉關節囊、韌帶都會因無功能而廢用性萎縮，在多年後再換回人工關節，復健的時間相對一定較久，活動度也應該會差一點。

05 足部腫瘤，非開刀不可嗎？

足部腫瘤的成因很多，與其熟讀那些病名，不如探討：萬一哪天不小心發現足部有不明的凸起時，在哪些情況下才需要看醫師並切除它？

足部腫瘤非除掉不可的六個關鍵時刻

◆**屬於關節內腫瘤，會卡到關節，影響到關節活動度**：例如「滑膜軟骨瘤增生」。

◆**已經影響到神經系統，讓腳產生麻、痛不舒服的感受**：許多跗管症候群患者都有類似的困擾。

◆**影響到穿鞋問題**：例如「腱鞘囊腫」本來是沒什麼關係，但長大到穿鞋會磨腳，產生不舒服、壓迫或疼痛感。

◆**有局部侵犯關節的可能性，或已經局部侵犯關節：**甚至某些腫瘤還直接長在骨頭中，一旦長大到一定程度就會侵犯到骨骼結構，發生病理性骨折，影響到腳的正常功能。

◆**影響整體骨骼結構及強度：**有些囊腫雖然沒有侵犯到關節，但長大了會造成骨折，因此還是要處理。

◆**惡性腫瘤，或者有轉為惡性腫瘤的可能性：**這種情況一定要儘早開刀處理。

除了這些關鍵時刻外，大體上，當發現足部有不明凸起時，都不用太過驚慌，因為並不是每個腫瘤都需要開刀處置，如果它不會對足部正常功能造成威脅或影響到起居作息，某些時候確實可以置之不理。

就像某些痛風患者在腳上長了一顆類似腫瘤的凸起（裡面有痛風石），「醫生，這到底要不要開刀處理？」也不一定！必須回到上面這六大關鍵再來檢核一次可能性：萬一它會影響到關節、神經……，就當然要處理，若沒有，也不一定非開刀不可。

所以，對已確定良性的足部腫瘤而言，「什麼病因」並不是重點，「長在哪裡」更為重要！

外觀凸起≠腫瘤

當然，在擔憂腫瘤的同時，還有個大前提必須先確認：「你腳上的凸起，真的是腫瘤嗎？」就像上面的例子，痛風病人也有可能會在足部凸起一顆，所以我想提醒各位，當你腳痛又有顆凸起，去醫院檢查時，可以請醫療人員先幫你做「鑑別診斷（DD）」，以確定形成凸起的真正成因。

因為，外觀凸起≠腫瘤。

「感染」也有可能會造成痛和凸起，比如說受到結核菌的感染，它不但會凸起一顆，而且還長得很慢，慢慢長大、腫起來，外顯症狀和足部腫瘤幾乎如出一徹；或是因為痛風石形成凸起；也有可能是因為「附生骨症候群」多一塊骨頭凸出來，以前未曾注意到，某天突然才發現；也說不定是因為創傷骨折後，骨頭在增長時凸出來。

「鑑別診斷」可以先幫你懷疑及排除所有可能的病因。假設就是所謂的「足部腫瘤」，這時再依照六大關鍵考量是否需要開刀處理。

◎病例1：以為是退化性關節炎，其實是良性軟骨母細胞瘤。

曾經有位年輕人在當兵的時候，因為腳不舒服去檢查，經診斷為「退化性關節炎」，治療了很多年，也看過許多醫師，腳依然如故未見成效，那天他輾轉來到足踝中心求診。我心想：「這麼年輕怎麼會是退化性關節炎？」檢查時才發現是有顆腫瘤生長在關節附近，可是因為之前延誤太久未能正確對症處理，這顆原本不是問題的腫瘤已經侵犯到關節，影響到關節正常功能，這些年下來真的就變成退化性關節炎！後來手術挖除，病理切片，證實是良性軟骨母細胞瘤。因腫瘤造成的疼痛消失了，可是退化性關節炎的後遺症還是留下來了。

總之，任何一顆腫瘤或上述的疾病病徵，都不會突然發生，總有些連帶的脈絡可以追尋，比如說年紀、長的位置、有無發生過什麼事情，這些蛛絲馬跡都是非常重要的，如果患者也可以注意到這些線索，適時提供給醫師，對醫生的判斷或及早診斷出正確病情絕對是有幫助的；相對地，被誤診、誤判的情形也可能會在釀成更大問題前獲得矯正。

◎病例2：以為是足底筋膜炎，其實是腫瘤作祟！

不過，也有少數腫瘤會由關節、骨頭內長出，在活動時產生疼痛現象，但卻毫無外顯凸起症狀。就像數年前一位年約二十多歲的年輕人，一運動腳就痛，遍尋許多醫師、方法，都診斷為「足底筋膜炎」。怎麼辦？復健看看……很難診治……不理它自然會好……等各式各樣的答案，他也努力配合，但是運動就腳痛的症狀卻愈來愈嚴重，這次，他又被轉診到我這兒擬進行震波治療。

通常，進行治療前都一定會再照一次X光以確認，結果我在X光片上明顯看到腳裡面長了一個東西，是顆很大的骨囊腫，後來手術切片證實是巨大細胞瘤（他在別處也有照X光，卻一直沒被看出來）。

巨大細胞瘤本來不太痛，可是這位年輕人的巨大細胞瘤卻生長在關鍵位置上，所以當它愈長愈大時，便開始侵犯骨皮質，使骨皮質變薄到幾乎要穿透、產生骨折，當然一運動就會痛，甚至最後連走路都會痛，形成「病理性骨折」。這次，終於找到真正肇因，開完刀後就將其多年的宿疾徹底根治了！

除了找專科醫師，本身也要有基本知識

雖然這個案例未有明顯外部凸起症狀，但是依然有脈絡可尋。只是一直以來並沒有醫生仔細地問過他病史，因為「足底筋膜炎」和「巨大細胞瘤侵犯骨皮質」這兩種痛的感覺是不一樣的，足底筋膜炎應該是一開始踩地會痛，慢慢就不痛；可是

他的狀況卻是一運動就痛，不踩地就不痛，兩者的痛還是相當不同。

總之，要如何更正確地診斷？除了有問題要提早給醫生看之外，本身絕對也要具備一些醫學知識，對自己的狀況要有一些想法。此外應該盡可能地去尋求專科醫師的建議，由於現代醫學分科精細，健保給付低廉，大型醫學中心宛如工廠生產線，各科醫師追求醫療產值最大效益，如果患者的心態是「有看醫生就好」，那醫療院所回報給你的就是「有看就好」。

足部腫瘤的常見原因

從現有資料來看，「腱鞘囊腫」和「巨大細胞瘤」是台灣最常見到的兩大足部腫塊原因。在國外，「足底纖維瘤」的案例也不少，但這種案例在台灣少見，或許和體質與環境有關。

所以大家面對足部問題時，不要只是問：「醫生，我腳這裡凸起，到底要不要緊？」應該更進一步想想相關的脈絡、疼痛的過程與狀況細節……如此，診斷及治療就能更為精準正確，避免小病延誤成大病，造成無法彌補的遺憾。

眼鏡小醫多告訴你一點

◆**「腱鞘囊腫」**：台語常叫「筋瘤」，事實上不是腫瘤而是囊腫，常發生在關節及肌腱的周邊。其發生原因不明，但一般被認為是因退化或受傷，造成關節囊或腱膜受損產生一個充滿液體的氣球。用針抽掉的話，八十%以上會復發，手術的復發率則五～三十%不定。一般來說，切除不是絕對必要，如果不感到妨礙，觀察即可。

◆**鑑別診斷**：醫護人員為了怕誤診，必須先列出所有可能的診斷，然後才依據現存的證據排除掉。好處是比較不會漏掉，壞處是模糊的症狀可能有非常多的鑑別診斷。例如：一個六十歲的男子持續發燒，他的鑑別診斷是什麼？我猜大概可能的病名就可以寫十頁以上，看這個醫師的學識有多淵博。

基本上這是一個醫學上訓練學生思考的辦法，不在臨床上使用。絕大多數有經驗的醫師看一眼病人，配合病史及簡單理學檢查就大概可以知道是什麼病了，不會全部列鑑別診斷。

06

神經病性關節症——不痛也是問題

你有沒有想過為什麼人體通常可以經久耐用六十年以上，機器卻不行？靠的就是人體擁有「自我防護」與「自我修護」兩大功能。

當人體的器官或組織受損生病時，神經會用「痛」提醒我們「自我保護」，因此我們會自然而然地調整自己不去使用、休息或自我療癒已經受損的器官或組織，經過一段時間的「自我修復」，等到組織或器官不痛了，就代表受損的組織或器官痊癒了。所以「痛」其實是上天給我們的一份特別的「禮物」。

感覺不到「痛」，就保護不了自己

有次在醫院查房的時候，我走到一位病人身旁，心想：「奇怪！他不是因為上肢骨折住院嗎？他的下肢怎麼也變形了？」一照X光，病人的腳根本也骨折了，他說：「我怎麼知道骨折了？我就是在你們醫院的廁所裡拐了一下，也不會痛啊……。」

還有一次，醫院裡來了位糖尿病患者，她雙腳腳踝骨折，但因為患處腫脹得很厲害，所以醫師幫她打了石膏，請她消腫了之後，再到醫院進行進一步的治療，沒想到病人回家後，心想：「戴石膏好重喔，反正腫脹的腳踝也不會痛……。」竟然就把石膏拿下來，結果因為尚未恢復的腳踝有不穩定的狀況，她再次扭到，傷上加傷，甚至骨頭都插出皮膚表面，變成開放性骨折。

常常有神經病性關節炎的病人，本來應該正常頂起來的足弓慢慢往下塌，最後完全消失，甚至原本應該是肉的腳底卻有骨頭突出，但因為不覺得痛，所以走路摩擦時病人也沒有感覺，結果造成潰瘍，也不知道要處理，最後變成嚴重感染，進而落到截肢的下場。

所以如果人體不會痛，我們就不會保護自己，這是多麼恐怖的一件事。

神經病變無法再生，唯有多加注意及預防

痲瘋病、梅毒、糖尿病，以及嚴重神經創傷，都有可能因為麻木造成各個位置的「神經病性關節症」，也就是所謂的「夏柯氏關節炎（Charcot Joint）」。這其中又以需要負重的腳部最為常見。

此類病人，因為神經感覺遲鈍，所以對關節組織的損傷沒有感覺而不以為意，但偏偏腳行走的功能是日常生活不可缺少的，結果在持續使用又沒有停下來修復的情形下，病人往往會惡化到無法行走才驚覺大勢不妙，但此時就像一棟不整修、不住人，直到成了一幢廢墟的房子，想請建築工人修復，也早已回天乏術了。

那能不能讓毀損的神經再生，從根本解決問題呢？很可惜，神經是人體中非常特化的器官，不像骨骼或皮膚會再生，因此神經病變在醫學上通常被歸類為「無法回復」的一種病變。所以當疼痛知覺變弱的時候，一定要從多方面去注意，以其他感官來代替「痛覺」。例如利用「視覺」，常常以目視檢查腳部是否有傷口、變形或滲液。

此外，此類病人還要做好防護措施，以免一時大意造成無可挽救的後果，所以

治療神經病性關節炎的病人時，除了要把骨骼軸向弄正，骨折接合或退化關節融合外，還要借用一些外來的工具保護，用更堅固的鋼板固定，再加上石膏或輔具幫忙，還會千叮萬囑病人，特製的護具或拐杖至少要穿戴使用三個月至半年，等骨頭癒合到某種程度才可能恢復無保護行走。

與其保留「無感覺腳」，不如截肢裝義肢

一般來說「神經病性關節症」是一種慢性惡化的疾病，但在重大創傷的情況下例如車禍，也有急性的情況產生，此時若腳的神經已經毀損得非常嚴重，形成所謂的「無感覺腳」（insensitive foot），其實截肢也可能是一項正確的選擇。

因為「無感覺腳」常常因運動神經受損而沒辦法提起，又沒有知覺，所以既不穩定，也容易受傷潰爛。如果截肢後戴上義肢，至少殘肢的尖端還有感覺，在功能上也會比較強。再者，「無感覺腳」在行走上可能都要倚靠拐杖，也不太能穿鞋子；而義肢只要穿上長褲及鞋子，在外觀上與一般正常人根本沒有兩樣，所以無論從功能或美觀考量上，醫師一般都會主張截肢「無感覺腳」。

早期發現與治療至關重要

由於除了急性創傷的情況外，「神經病性關節炎」一開始並不會馬上崩解、退化，除了患處皮膚的溫度升降，也很難看出一些異狀，所以若是屬於「神經病性關節炎」的高危險群（如：糖尿病、痲瘋病、梅毒患者，都會有感覺神經損壞），當關節有奇怪的不舒適感，但又不會痛時，就要特別注意自己是否罹患了「神經病性關節炎」。有些人一開始對於自己腳部的變形都不在意，最後可能需要更大的重建手術或截肢，才能走路。

「神經病性關節炎」的早期發現與治療至為重要，病人往往會因為無痛覺疏忽大意，甚至中途放棄治療，加上國內醫界對於此類容易引發併發症的疾病避之唯恐不及，所以一般民眾更該具備有相關知識與警覺性，若不幸罹患「神經病性關節炎」，也要有更多的耐心與專業醫師進行討論，理解病情，早期治療。

07

附生骨症候群——多長了一塊骨頭

人的身體有兩百零六塊骨頭，這是個大家都認可的常識。但其實有很多人多了一些小骨頭，使骨頭總數不是兩百零六而是兩百零七、兩百零八、兩百零九，而且有時候還會搞怪。例如，有一成多的人在腳裡面（舟狀骨旁）多了一塊骨頭。這塊骨頭是怎麼來的？對人體又會有什麼影響呢？

人體各處都可能有附生骨

腳裡多了一塊骨頭的人，從小到大可能沒有什麼問題，但因為合併其他足部疾病，使附生骨的結構不穩定，造成發炎疼痛的症狀，就稱為「附生骨症候群」。

人在長大的過程，軟骨在骨化時沒有跟附近的骨骼結構黏合成一塊正常骨頭，反而分離為一塊獨立硬骨，這現象有可能發生在人體許多地方。但只要附生骨在骨骼系統中的結構穩定，其實有附生骨的人，跟一般人並沒有什麼兩樣，所以長有附生骨並不是疾病，充其量只能稱之為變異現象而已。況且在人群中，約二十%的人有附生骨中的「副舟狀骨」、十%的人有「三角骨」，故也不能說是不正常。

若這個「多出來」的骨頭變得過大、疼痛時，是不是只要把這個骨頭挖掉，就可以一勞永逸地解決附生骨症候群呢？當然不是！（見下圖）

足部最常見的三個附生骨位置

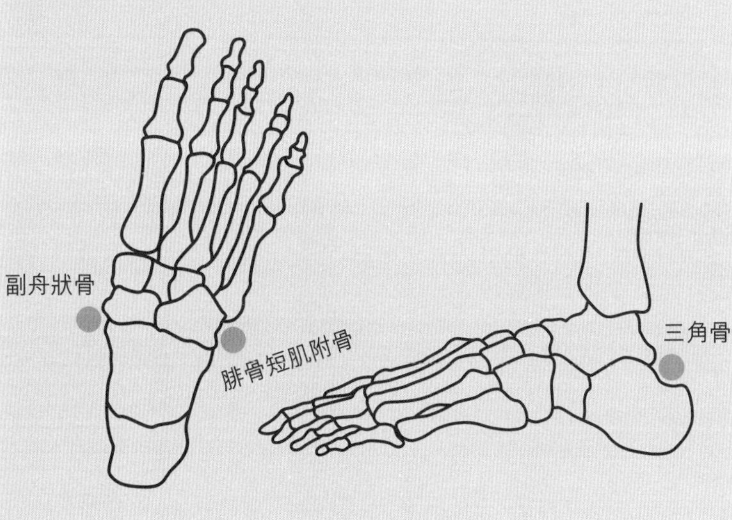

「多出來」的骨頭≠「多餘」的骨頭

有「附生骨」的人，除非合併有扁平足、扭傷、關節不穩定……等足部疾患，否則他們在一般生活中行動如常，可能一輩子都不知道在腳丫子中竟然有一塊「多出來」的骨頭，直到照了X光片。

「我這邊有一塊骨折的碎片，幫我把它挖掉吧。」在急診或門診中，常會看到扭傷病人指著自己的X光片這樣對醫師說。其實這塊碎片有可能是原本就在病人體內的附生骨，因為病人扭傷造成附生骨不穩定而感到疼痛，到醫院照了X光才發現了它的存在，卻誤以為是扭傷造成的骨折，要是醫師也不明就裡地把這塊附生骨挖掉，那事情可能就大條了！

因為「附生骨」通常都是所謂的「種子骨」，就是位於肌腱或韌帶中的小骨頭，換句話說，這塊看似多出來的骨頭，其實是有功能的！

舉例來說，足踝中僅次於跟腱的第二大肌腱——後脛肌，大部份附著在舟狀骨上，這附著點也分佈至旁邊的附生骨——副舟狀骨上，如果把這塊副舟狀骨挖掉而沒有修補，後脛肌腱附著在舟狀骨上的部份就會減少，而導致後脛肌力低下，撐不住足弓，形成「醫源性扁平足」，使本來有扁平足的人更加扁平，反而更加疼痛。

在臨床經驗中，曾經不只一次有別的醫師將這個小骨頭誤認為是骨折碎片，而給予不適當的治療。那該如何診斷這是不是附生骨呢？簡單的辨法就是觀察X光片上這塊小骨頭的邊緣。骨折的碎骨與附生骨相比，邊緣較不規則、有破碎感，不像「附生骨」有完整的骨皮質。

還有一個名詞叫「拔起性骨折」，這是指部份骨頭在腳扭傷時候被肌腱「拔起來」，由於它的位置與附生骨類似，在X光片上就容易與一般的附生骨產生混淆。

先用保守治療，有需要再評估是否動手術

既然附生骨可能有部份的功能，那當它合併其他因子而造成附生骨症候群時，治療就需要相當謹慎。

一般來說，會先建議病患針對不同的附生骨症候群嘗試不同的保守治療。以常見的「副舟狀骨症候群」為例，應該先嘗試穿著適合的足弓墊，以減輕後脛肌及屈拇趾長肌的拉扯與負擔，有些可以嘗試局部的類固醇注射，以減輕疼痛。

若保守治療無效，或者患者無法長期藉由休息及改變生活模式來減輕症狀，那就考慮透過手術治療附生骨症候群。（見下圖）

附生骨症候群的手術，必須考慮生物力學及發炎原因，確定診斷是否配合症狀。以副舟狀骨症候群為例，一位有生物力學概念的醫師在進行手術時，不但要把副舟狀骨拿掉，還要利用縫合或鋼釘固定後脛肌，確認肌腱的附著點與舟狀骨結合為一體，術後還要以石膏固定至少六週，或穿著足弓墊以減輕後脛肌負擔，整個治療才算完整。

患者因腳部內側疼痛，接受手術固定副舟狀骨

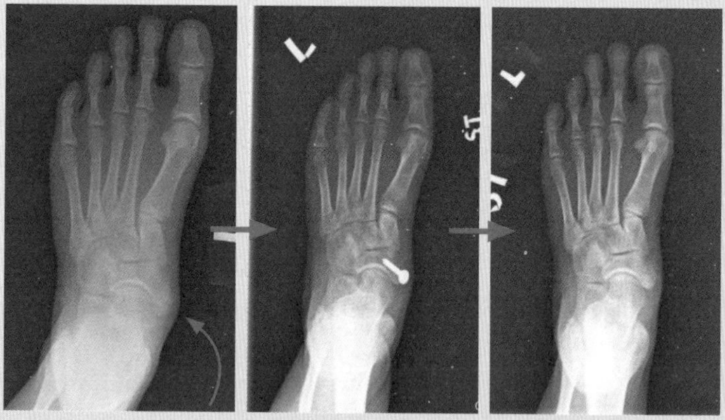

術前副舟狀骨不穩定　以手術固定副舟狀骨　數月後拔除金屬，癒合成功

另外還有一點必須強調，此類手術並不適合尚在發育的青少年，因為他們的肌腱骨骼系統都還沒有長成，如果在沒有確定附生骨的功能等情況下貿然切除，將來可能反而有不當的影響。

因此對於學齡兒童，還可考慮一種「鑽孔治療」，就是在X光透視下用針在副舟狀骨上鑽孔，促進與舟狀骨的癒合，算是手術中較為保守的做法。

X光片不代表一切，多出來也不一定要挖掉

許多病人常常看到X光片上飄浮著一塊多出來的骨頭，就直覺那是不必要的骨頭，或者質疑那就是自己腳痛的病灶，認為只要把那塊「多出來」的骨頭挖掉，腳的結構看起來就正常、完整了，這其實是非常不正確的觀念。

我必須強調，不是X光片上黑黑的一片，就代表其中不存在肌肉、韌帶、軟骨等組織，這些組織雖然在X光上看不到，也可能是問題的來源。而X光上看起來多出來的骨頭，不見得挖掉就好了，很可能在其中負有重要的功能。腳的結構牽一髮而動全身，所以附生骨症候群的治療一定要謹慎。

08

跗骨竇症候群——X光照不出來的腳踝疼痛

相信每一個人都有腳踝扭傷的經驗，腳踝扭傷時，如果產生血腫、韌帶破裂、骨折，一定都會緊急處理；問題是，扭傷當下腳踝並未產生急性症狀，所以我們也就不那麼在意，或許「推一推、喬一喬」、或許休息一下、或許……，總之，只要腳不痛就不管了。

要命的是，當下雖然不痛了，事後卻老是動不動就腳踝前外側疼痛，變成一種慢性問題。

基本上，造成腳踝前外側疼痛有很多可能性，像是：

◆**前距腓韌帶受損：**造成踝外側不穩定而產生疼痛，這是最常見的現象。

◆**腓骨距骨擠壓症候群：**腓骨、距骨間長東西，擠壓在裡面造成疼痛。

◆**跗骨竇症候群：**距骨、腓骨、跟骨之間不知名的痛。

◆距骨或腓骨骨折：或其他一些更不可能的病因。

這看似小小方圓之地，卻潛藏了各種不同的痛源，雖然產生疼痛的位置很類近，但是在診療上的判定若無法精準，則往往差之毫釐，失之千里，當然腳踝疼痛的問題也永遠不會消失、不會好。

MRI才照得到的神祕痛點：跗骨竇

腳踝痛其實有很多細微的不同，無法完全透過X光診斷出來，其中又以「跗骨竇症候群」較為神秘，許多醫師對這部份不了解，文獻相對也少，除了有經驗的醫師可以用理學檢查判斷出病因外，其他只能透過核磁共振掃描（MRI）才能確診出病因。

在還沒有核磁共振檢查前的年代，很多醫生甚至不認為「跗骨竇症候群」是真正的病，所以對於腳痛卻判斷不出原因的病症，就統統算在它頭上，跗骨竇症候群儼然成為腳痛診斷的垃圾桶。

如今科技進步，從核磁共振裡可以看出影像學變化，也讓大家對跗骨竇症候群更加了解，它終於不需要再背黑鍋了！

究竟，跗骨竇症候群的痛點在哪裡？大體說來，跗骨竇位於跟骨、距骨、立方骨跟舟狀骨四塊骨頭中間的位置，在腳踝的最深處，透過韌帶連接，其中布滿脂肪、神經等軟組織。（見下圖）

若是因為損傷造成跗骨竇內的神經受傷壓迫，或是裡面的韌帶受損，造成軟組織夾擠疼痛，就是跗骨竇症候群，在X光上面當然看不出個所以然，因為它沒有明顯的骨骼關節變異。

跗骨竇症候群的痛點，比一

雲深不知處的腳踝疾病——跗骨竇症候群

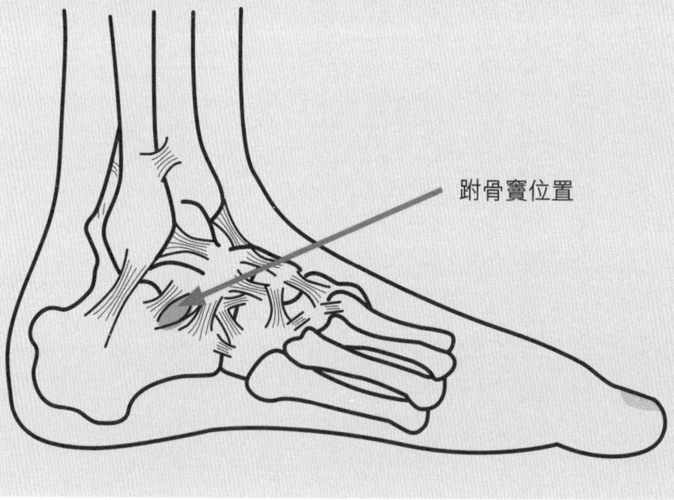

般前距腓韌帶所造成的疼痛位置下面一點，也比擠壓症候群疼痛的位置再更下面一點，但是，又比腳掌骨關節韌帶損傷的疼痛位置上面一點。

正因為這些症狀的疼痛都在附近，彼此間的差距非常細微，所以很多人腳扭傷，說不清楚，從X光上又看不出來，一般醫生確實很難診斷出正確病因。

除了位置特定之外，跗骨竇症候群還有個特性：若將腳底往內或往外旋轉會更痛。

跗骨竇症候群的治療方法

當確定是跗骨竇症候群後，則可以視個人情況，選擇以下幾種治療方法：

◆**固定保護治療：**穿戴護具或穿能穩定距下關節這個部位的鞋子或鞋墊，讓它不要晃動太厲害，降低對此部位的刺激。此外，吃藥或物理治療多少也有幫助。

◆**局部注射藥物：**若以上保守治療沒有效，則可以局部注射類固醇等藥品，減輕這部位發炎的情況。甚至有醫師認為，可在這個部位局部注射四%的酒精，將此痛點的神經燒死，以降低病人痛覺。

◆**進行清創手術：**當以上兩個治療方法都沒有效，也可以考慮做手術清創，開刀把裡面的組織全部清除，有如牙齒的根管治療一樣。

第一個發現這部位，並提出有效治療方式的是O' Connor，在一九五七年那個還沒有核磁共振的時代，他精細準確地找出病人真正疼痛的部位（位於腳踝深處跗骨洞的地方），並進行手術清除該部位受損的神經，使病人得以痊癒，也讓醫界對「跗骨竇症候群」（sinus tarsi syndrome）開始有概念。不過隨著醫學進步，已經很少人會採用這種手術方式了。

◆**現今最新的技術是以關節鏡，配合專用的電燒**，開一個小洞進行清創手術，傷口比較小、組織受損很少、併發症比較少。

在目前醫療技術發達的情況下，一般動用到關節鏡治療的機率並不高，通常都可透過局部注射解決問題。所以跗骨竇症候群患者最大的困擾，並不在於治療，而是沒能診斷出來，相對地就沒有治療方式，也就無法解除疼痛問題。

換言之，如何在最快的時間內，做正確的診斷並找到正確的治療，對病人來說很重要。

跗骨竇症候群、跗管症候群、足跟痛，病因大不同

「跗骨竇症候群」、「跗管症候群」與「足跟痛」三者，解剖位置很靠近，患者及醫師都易混淆，但仔細看，疼痛的部位不同，病因也不同：

◆ **「跗骨竇症候群」主要痛點在腳盤與腳踝交接的外前側**：當腳盤做扭轉的活動時，會覺得那個地方更痛，和前距韌帶受損造成關節不穩定的疼痛不同，是在比較深處、凹下去的地方疼痛。

◆ **「跗管症候群」主要疼痛點在腳踝內側**：當腳踝內側一個叫跗管的通道裡面的神經被壓迫，造成腳底麻痛，即稱為跗管症候群。其主要疼痛點在腳踝的內側下面，麻痛時會有被電到的感覺，尤其敲打跗管處會更加重麻痛的感覺，即可確診不是脊椎壓迫造成的問題。

◆ **「足跟痛」主要疼痛點在腳底內下側**：足跟痛的痛點位於「跗管症候群」痛點的更下面，多在腳底踩地時感受到壓痛，壓痛疼痛的感覺與「跗管症候群」的麻痛感不同。

先有「名詞」，才能知其所以然，也才能治療！許多足踝專科疾病的診斷名

詞，不是每個醫師都有聽過。由於心中沒有這個基本概念，要診斷就變得困難，更遑論治療。而這些病症的中文譯名由於中文相關文獻資料很稀少，到底要參考中國和我們不一樣的醫學名詞、日本漢字醫學名詞，還是自創我們覺得更合理的名詞，我也有點困擾。

例如跗骨竇症候群，中國稱之為「跗管綜合徵」，很容易和跗管症候群混淆。而日本病名是「足跟洞症候群」，恐怕還比較容易讓病人了解。不過我們最後還是採用了「跗骨竇症候群」，比較符合原文原意，也符合我們自己的習慣。等有了慣用的醫學名詞，患者及醫師對這個病有了共同的瞭解，治療的結果也比較可以預期。

日前有位病人，因為腳踝扭傷，造成跟骨前端斷裂的碎片掉進跗骨竇裡，腳疼痛地四處就診，卻從未被正確診斷出來，所以一直在當流浪病人。我常會想：如果多一些醫師知道、多一些病人知道，相信很多足踝相關的病，都會有獲得解決的機會。就像跗骨竇一樣，雖然它的位置可算是在腳的最深處，解剖位置也不容易了解，但有了基本的概念，就已經是邁向成功治療的第一步。

眼鏡小醫多告訴你一點

何謂「跗管症候群」？

不同於跗骨竇症候群位於外側，跗管像一個隧道位於內踝後下方，其中包含後脛動脈、脛神經、屈拇趾長肌及屈趾長肌肌腱等組織。很不幸的，這麼窄的地方裝那麼多的東西就容易有問題，例如肌腱腫脹或附近長腫瘤，就會壓迫神經造成內側足部的疼痛及痲痺。治療方法是除了打針及矯正軸向減少腫脹等保守治療外，可考慮手術減壓或切除壓迫之組織。

09

足跟骨癒合症——骨頭黏在一起的麻煩

曾經有一位二十幾歲的女孩子轉診過來，看了很多醫師不知所以。她訴說病症：一直腳痛卻找不出原因。我們仔細看了她的腳（從腳踝到腳掌），發覺有一處微微突起，用手壓會痛；於是我請她做腳往內翻的動作，結果左腳可以，右腳卻似乎不那麼靈活，有點卡住了。

我問她：「妳不會覺得很奇怪嗎？」

她說：「不會啊！因為我的兩腳從小就是這樣。」

這又是一樁「足跟骨癒合症」的病例，許多病人雖然一再地看醫生，卻還是找不出原因，只好一直忍受腳痛。

腳掌缺乏柔軟度就是個警訊

究其因，主要是大家都忽略了腳掌柔軟度的重要！

中足及後足由七塊骨頭：跟骨、距骨、舟狀骨、骰子骨與三塊立方骨（又稱楔狀骨）構成，在中文裡統稱為跗骨。

之所以要動用到七塊骨頭，就表示它原始功能的設計和需求，都應該是具備柔軟度的，讓腳可以透過這些關節間的靈活度，因應各種凹凸不平的地勢移動、攀爬。但也有例外發生，讓原本不該黏合在一起的兩塊骨頭卻黏在一起，這種症狀就是所謂的「跗骨癒合症」（tarsal-coalition）。

會發生癒合症的部位不少，比如說在跟骨與距骨之間、跟骨與立方骨之間，或是舟狀骨與立方骨之間都有可能，但在診間又以跟骨與距骨之間的「足跟骨癒合症

足跟骨癒合症

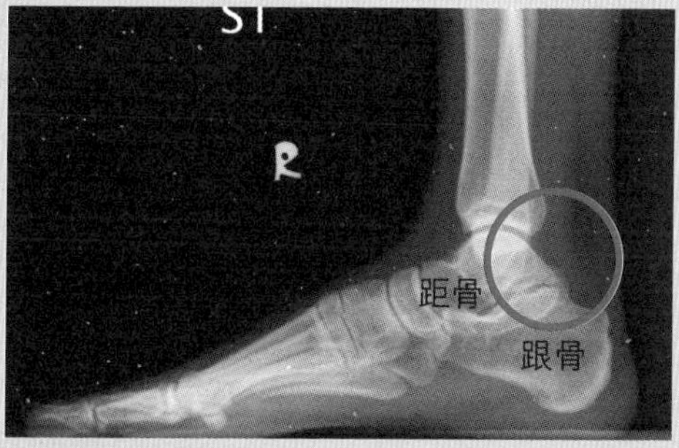

足跟骨癒合症位置，距骨、跟骨過度接觸，造成活動受限

（talocalcaneal coalition）最為常見。（見上頁圖）

由於它的成因主要源自於先天性的問題，並非來自外力，不僅容易為大眾所忽視，連一些骨科醫師也缺乏相關概念。小孩骨頭太小，軟骨X光也照不出來，必須透過電腦斷層或核磁共振掃瞄，不是專科醫師就不太容易確定診斷。

足跟骨癒合症的典型狀況

為什麼不該黏合在一起的骨頭會癒合在一起呢？它又會帶來哪些困擾和不便？簡單來說，當兩骨軟骨之間的間隙變小、纖維化，動作的靈活度就會相對受到限制。

或許有些人小時候已經察覺到自己兩隻腳掌的伸展活動度不同，也可能會覺得跟別人的腳不同，「為什麼他能，我卻做不到？」即使心中曾經閃過問號，但是因為還處於孩童時期，軟骨尚未硬化，就算活動度受到小小的限制，但是所帶來的困擾和不便並不明顯，就很容易被家長忽略。此外由於現代人整天都在平坦堅硬的地面活動，除了下肢三大關節（髖、膝及踝關節），足部其他小關節的使用不多，也因此，這個毛病在小時候被診斷出來的機會更低。

隨著年齡增長，關節漸漸硬化、退化，兩塊原本不該癒合在一起的骨頭漸漸黏在一塊，另一方面也隨著青春期的活動力增強，兩種因素交錯下，就開始不對勁了，動不動就覺得腳痛。這種黏合問題絕非突發性的，或許對許多人而言，小時候它不是個問題，但長大後反而變成一種病症，帶給許多人疼痛和不方便。這就是足跟骨癒合症典型的狀況。

青春期前是關鍵期，二十歲後只能做關節融合術

如果能在十歲左右或是青春期之前就察覺到這個問題，只需要透過小手術，將跟骨與距骨關節中黏合的軟骨打斷，就能恢復正常靈活度，不會影響到成年後的活動力。愈晚發現，改善的效果就愈有限，但只要兩骨關節間尚未完全癒合，還是可以透過手術將其突出的骨頭切除，改善其活動僵直不便和疼痛的症狀。

若是到二十歲以後才來找病因的話，大多數情形是關節已經退化損壞，癒合症症狀形成，只能進行關節融合術來減輕活動時的腳痛。

由於這種關節融合手術需固定關節，只能改善疼痛不能回復關節活動度，因此這類癒合症患者，我們都會依其年齡推斷其距下關節間隙還有多少。如果患者腳已

經很僵硬了，再做融合術也不會感覺不便，而且可以減少疼痛，但若是關節還能動（雖然間隙已經很小），尚未完全僵硬，這時該如何取捨：是否直接做融合術較好？還是關節整形術？……需經過分析討論，再根據生活型態和個人需求決定，這樣才可以讓患者得到滿意的結果。

簡易檢測是否為足跟骨癒合症

為了避免錯過青春期的黃金治療期，「及早發現、及早治療」、「防微杜漸」的觀念在足跟骨癒合症的防治上相當重要，絕非口號。

針對小孩子，如果在以下問題的答案中，有幾個與你的條件相符，不妨尋求專科醫師確認是否潛藏著某些問題：

（　）1兩隻腳的柔軟度相差很多。

（　）2打坐時，腳板無法盤放在大腿上。

（　）3無法跪坐。

（　）4無法爬樹、爬竿。

除了不易察覺外，足跟骨癒合症還很容易和「僵硬性扁平足」混淆，因為兩者外顯的症狀很類似，或是患者因為足跟骨癒合在僵硬性扁平足的位置上，造成僵硬性扁平足症狀，但被診斷時，醫師卻只診斷出僵硬性扁平足，而忽略了其肇因是足跟骨癒合症。這一點也是病人被診治時，可以再多些用心注意的部份。

健康的雙腳可以讓生活品質更好

我想再一次強調：腳是用來走路、活動的！

數千數萬年的演化，孕育了我們對文化與生活品質的追求，所以我們應該更重視腳原有的設計和功能，「它」不是只被用來站或支撐身軀或美觀而已，腳可以用來跑、跳、爬樹、遷徙（長距離行走），最原始的設計也能抓取東西，腳是一個具有高度靈巧度和活動度的器官，也是神經、肌肉回饋非常頻繁的地方。

不愛從事戶外或激烈運動，過著全然都市化的靜態生活，完全不運動、僅在辦公室或家裡走走，腳的潛藏問題或許就不會顯現出來。

但是，這樣的生活品質和人生對於我們足夠了嗎？還是你期待在人生旅途上可以有更多探險和享受？這取決於個人，也取決於雙腳的功能！

眼鏡小醫多告訴你一點

小兒骨科有什麼不同？

由於小孩子的骨頭還在成長中，骨骼肌肉等結構隨著年齡一直改變，同樣的問題在不同年齡的小孩或大人，可能就有不同的最佳治療模式。

例如同樣是小腿脛骨骨折，愈小的小孩愈不需要手術解決，絕大多數病例用石膏固定即可。有些父母看那個歪歪的X光不順眼，就要求醫師復位打釘固定，既不必要也增加風險和痛苦。

同樣的骨折變形如果是大人，手術內固定金屬可能是最佳選擇，但小孩就未必。由於小孩子有未來成長的空間，所有的手術都會考慮比大人更長久的變化（數年後），不像大人骨科通常只要考慮半年至一年後的生活即可。

10 杵狀足、馬蹄足——腳掌再度踩地的喜悅

足踝外科醫師的工作：「讓腳像一隻腳！」

曾經有位足踝外科前輩說過：「如果你幫病人開刀，開刀後它像一隻腳，那你大概對了，如果開完後看起來不太像腳，那大概有問題。」這聽起來像是玩笑話，但其實有很多人的腳變形攣縮，腳跟踩不到地而不太像腳，卻要在開刀完變成正常的樣子，也沒那麼容易。

或許大家並不覺得以腳掌踩地有什麼了不起，因為這是多數人與生俱來的基本構造與能力，但是從生物學上來看，屬於蹠行類——以整個腳掌（蹠骨部位）著地方式行走的動物種類卻不多（包括人和熊等），也算是人類在生物界獨特性的一種表徵。如果走路腳跟著不到地，其實比較像是馬走路（只用腳尖著地，馬蹄嚴格說起來是馬的腳趾甲），那就是馬蹄足，也叫杵狀足。

杵狀足：先天性的困擾

杵狀足（Clubfoot）是屬於先天性的畸形足，是指新生兒一出生足部就形成內側及後側攣縮現象，又稱為馬蹄內翻足或螃蟹足。顧名思義，即先天性腳無法像正常人一樣以「腳掌」踩地。（見左圖）

過去，我們常會在街頭看到不良於行的殘疾人士，有不少是因為杵狀足無法受到良好照護，以致靠乞討為生，但受惠於台灣健保體系的推行，這類的困擾已不復多見，多數杵狀足的新生兒往往一出生就能得到正確的矯正，及早獲得治療，當然成效也卓著可見。

所謂杵狀足的正確矯正治療，一定得提及來自美國的龐賽帝醫師（Dr. Ignacio V. Ponseti），他在一九五〇年代提出了「系列石膏矯正法」（Serial casting），透過一次又一次的石膏矯正程序，「慢慢地」將原本攣縮扭曲的腳踝扳回原本的樣

小兒杵狀足外形

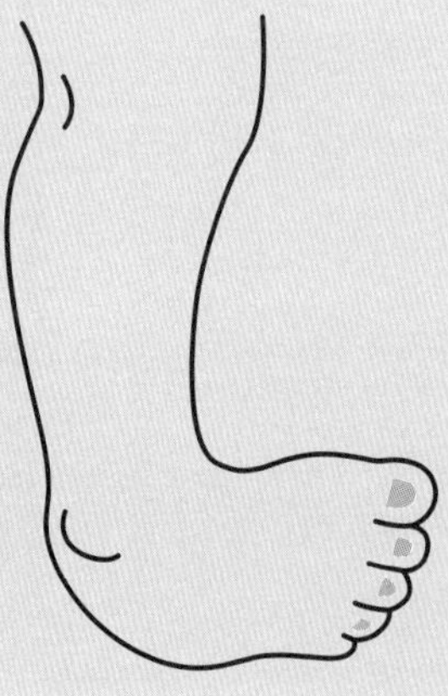

子，對單純杵狀足患者有九成以上的成功率，少數嚴重者再透過手術併行處理。

系列石膏矯正法的提出，讓杵狀足的矯正有了更可靠的成效，也降低許多因腳過度往上扳或操之過急產生「胡桃鉗現象」的負面風險，正因為這樣的貢獻，所以這種矯正法也被稱為「龐賽帝矯正法」（Ponseti Method）。

既然單純杵狀足現階段在台灣已經不是大問題，我們又何必在此探討杵狀足呢？主要是因為類似足部攣縮的病徵，並非只出現在先天的新生兒杵狀足上，也有許多人因為後天創傷或疾病，發生足部內側及後側攣縮，導致類似的足部變形，像是：

◆腦性麻痺。
◆外在創傷造成腓骨骨神經受損，影響到足部的前側、外側功能。
◆罕見的遺傳神經性疾病 CMT（Charcot-Marie-Tooth，恰克—馬利—杜斯氏症）也會造成腓骨神經受損。
◆外側韌帶受損。
◆骨骼關節肌腱退化。
◆中風造成的影響。
◆小兒麻痺後遺症。

重新體會「腳踏實地」的可貴

事實上，有太多因素可能導致後天性足部產生類似攣縮現象，如同杵狀足般，這類因為後天所造成的困擾，現階段台灣的醫療技術和環境也已經可以提供很好的協助，讓非先天性杵狀足卻有類似足部攣縮困擾者，也可以重享「腳踏實地」的權利。

以外傷造成的腓骨神經受損造成的垂足攣縮來說，若是及早處理，在患者的踝關節還未受損的時候，只需要透過肌肉轉位及關節肌肉放鬆手術就有良好效果，除了腳踏實地，可能術後腳尖還可以主動提起來。反之，若是將問題丟在那邊不理會的話，一旦導致關節慢慢變形退化，屆時可能就必須動到更複雜的融合術，踝關節的功能也就被犧牲了。

曾經有位患者，十幾歲時因為外傷腓神經受損造成垂足攣縮現象，雖然他很熱愛運動，但攣縮造成的長短腳、跛行還是對他造成了影響。多年後，他透過自身的努力成為一位名醫，卻一直對自己足部攣縮的情況耿耿於懷。四十幾歲時，終於透過朋友輾轉介紹找到我。

「這種病症可以治療嗎？」他急切地希望知道治癒的希望和方法，因為過去很多人告訴他，這是不可能治療的。我肯定地告訴他，這絕對可以處理。

他雖然很高興，但身為名醫總是比一般人更小心，也希望能得到專業的第二意見和最好的關照，於是我又推薦我的老師鄭裕民教授，最後，這位名醫終於決定接受診治，並遠從日本將我們的老師——日本的足踝權威名醫高倉義典教授請到台灣親自為他進行手術。

術後很成功，這位名醫的腳，在睽違約三十年後又再次可以「腳踏實地」，不再跛腳

腳不能踩地的困頓

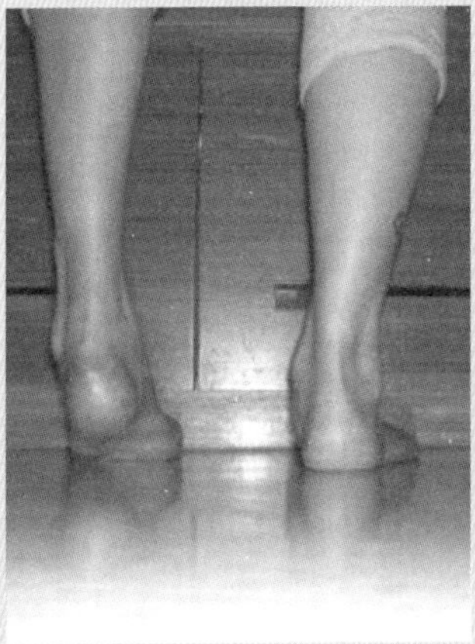

腳跟無法踩地

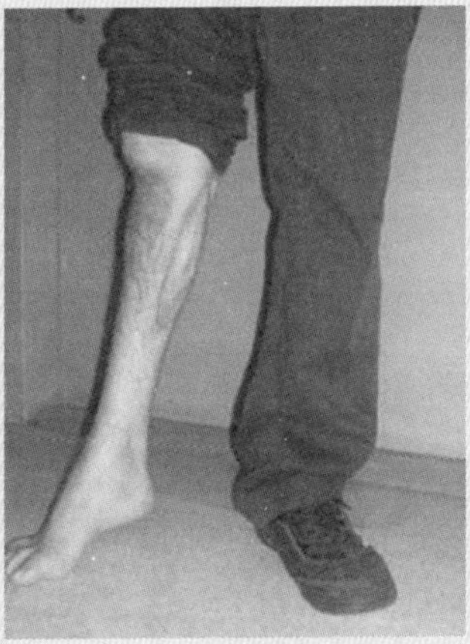

創傷後造成馬蹄足

了！以這位名醫的社經地位、名望來看，旁觀者或許會覺得：「已經這麼有錢，這麼有名望，工作又不需要靠腳，為何要花那麼多錢及時間來治好？」可是對他來說，這生理上的創傷多年來可能潛藏在他的內心裡面，或許對他的人生有著一般人無法了解的深遠影響。

之後連續三年，這位名醫每年都寫信來感謝鄭教授、高倉教授與我，喜悅之情溢於文詞。這個病例也讓我對腳和人生的關係有了有更深一層的體認。

連熟悉醫療體系、擁有豐富資源的名醫，都拖到四十多歲才找到正確的管道進行治療（甚至之前還有很多醫師朋友告訴他這是無法治療的），或許是台灣過去並沒有這方面的次專科，也沒有人有這樣的專門經驗，以致連名醫都花了很久時間才找到專業管道，更何況一般人呢？

隨著人們對生活品質愈來愈要求，台灣的足踝健康也愈來愈被重視，因此也有更多的醫生願意投入。在現代醫療的環境下，能夠以腳掌平貼地面行走是現代人的權利，大家千萬不要放棄「腳踏實地」的機會。

Chapter

6

腳的自救原則與方法

01

足部保健實用運動——坐而言不如起而行

有一次和一位也是骨科醫師的朋友去吃飯閒聊，談起現在流行的電視健康談話性節目，其中許多是健康產品置入行銷自不待言，但之後他非常不客氣地說：「那些在電視中講骨科道理的醫師，一副大摳鎚鎚的樣子（台語，肥胖不靈光的意思），身體也沒多好，怎麼有資格教人家身體健康的知識。」他一邊說話還將雙手放在自己肚子兩邊上下揮動，他很氣這些人只會說不會做，自己胖、不運動還敢教訓別人。

聽他說完，我趕快自我檢討我是不是這種人，會不會也是光說不練？而讀者們會不會也是看看書，瞭解了一些健康的知識，卻沒有去實踐這些足部保健的道理呢？

在我平常的足踝科門診中，除了一般醫療打針、吃藥、做復健之外，花最多時間的，就是解釋手術相關及足部生物力學的道理，以及演示運動保健的方法，除了說也要做，做才是王道。

我大概是全台灣唯一會用腳看診的醫師了吧。我看診時必須穿不綁鞋帶的鞋子，以便隨時將腳秀出來，教患者什麼才是正確的腳型和活動度，以及之後如何做運動來保持雙腳健康。我的腳雖然厚厚短短且青筋暴露不算好看，但靈動有力堪稱最佳教材，否則桌上死板的塑膠模型很難真的教會病人動作。而且藉由言教不如身教的道理，病人可能回去多少會做一些運動來真正改善自己的健康。

我們足部的能力就像手機的功能，現代大多數人都只用了其中一部份，辜負了大自然給我們的恩典，並且衍生了許多文明病。其實運動訓練就是熟能生巧，多動就可以恢復足部原始的功能。

以下章節集合多年看診經驗及運動心得，本書如果前面看不太懂那也沒關係，只要後面照做就可以了。

期待大家真的實行甚至於影響周遭的親友去做，一天只要花短短的時間就可以有效改善許多簡單身體疾病。

首先由坐著開始

人類根據生物學分類是一種裸猿，簡單說就是一種進化成沒毛、沒尾巴的猴子。一般的猴子只會蹲坐不會靠坐，不信你去查一查看有沒有猴子坐在沙發上、腳放下來、背部靠在椅背的照片？沒有，我查過了。人類雖然身為裸猿，進化為直立物種有了不同的支撐結構，但在荒野大自然中，基本上是不可能坐著靠背的。除了睡覺時躺著，運動之外大多時候是站著或蹲著休息的。現代人因為久坐靠背造成臀部肌肉緊縮失用，許多背部問題因此而來。

靠背是不自然的，因為靠背就會忘了我們是直立人，不使用核心肌群更會造成許多現代病。拿掉靠背我們只好鍛鍊自身肌肉維持挺直，久而久之就習慣了。國外有許多講究健康的辦公室或學校，不給椅子只給瑜珈球來維持良好的坐姿，事後證明對背部健康很有幫助。

我在診間看到許多小朋友核心力量不足，他們看到任何東西就要靠著坐著，彎腰駝背甚至臀後肌緊繃沒辦法自然蹲下，完全喪失原始人荒野中原有的能力，照理說小孩的動作是最自然的，但這些小孩卻被養成軟弱病。

所以坐著感覺像蹲著，挺直腰，頭長高，這是我們第一步要做的。如果可以的話，抬起腳，伸直膝關節伸展臀後肌，並且鍛鍊我們的股四頭肌。這動作期間背脊都要保持挺直，抬起腳後數五到十秒，每天做一百到三百下。

接下來動動腳

腳是由二十六塊骨頭、五十六個關節及一百一十八條肌腱所組成的動態又穩定的結構，這麼複雜的結構怎麼會只用來應付現代又硬又平的地面呢？我常常會問病人：「你上次腳接觸到砂地或草地等不平整地面，腳趾有動一動是何時的事了？」病人通常都想不起來，彷彿我們這個物種從來就是養在水泥地上的肉雞似的。

事實上，人類的腳本來有各種方向活動的能力，可以在亂七八糟的草地上跑跳，可以爬樹可以游泳，但現化人卻以為腳就只是一個可以背屈及蹠屈的踝關節而已。我常常和病人開玩笑：「你腳趾頭不用就剁掉好了，反正又沒用！」當然剁掉是開玩笑，但患者的腳趾功能萎縮到變形，造成穿鞋困難疼痛卻是事實，如果早期運動平衡肌肉力量，也就不必淪落到需要手術矯正的地步。

要恢復足部原始的活動能力、增進腳部健康，有以下幾個動作可做：

◆**腳趾蹠屈動作：**由於現代人只在平整堅硬的地面上活動，在穿鞋往前推進的過程，腳趾只會往上彎曲，而缺乏原始人往下抓握的動作，久而久之就會造成趾蹠關節攣縮，在前腳掌腳底產生蹠痛。尤其台灣人穿拖鞋的機會甚多，穿拖鞋走路時會不自主加重腳趾翹起的程度，使這種情況更嚴重。當我教患者腳趾往下抓握時，患者常常會很驚異他們自己怎麼做不到，形成一種爪形趾僵直的感覺，有時候多做幾下甚至會抽筋。

在這種狀況下，請不要擔心，就像遜咖一開始爬山大腿也會抽筋一樣，鍛鍊一段時間後自然就好了。有時候背屈攣縮太厲害，可以利用手抓腳趾往下壓迫，拉開背屈的肌腱及軟組織。這種蹠屈運動每次約停留二到五秒，每天做五十到一百下即可。

◆**踝關節背屈及距下關節內翻動作：**大家都知道踝關節主管背屈、蹠屈（向上向下），但很少人知道下面還有一個距下關節，主管腳的內翻及外翻動作。因爲現代人長期穿鞋站立及行走在硬地上，造成跟腱短縮及脛後肌失能，所以後天性扁平足很常見，結果造成患者腳部背屈及內翻的運動功能降低。

有患者整天站立工作，整隻腳僵硬疼痛，從後方看就是腳跟外翻。復健運動是先將腳背往內主動翻轉，數五秒後再放回往踝關節背屈方向運動數五秒，如此一個循環每天做一百次。如果太緊了，也可用手幫助壓迫或使用彈力帶。

◆縮足運動：腳裡面的肌腱有兩個系統，稱爲外在肌和內在肌，外在肌的肌肉在小腿裡主管整個腳和腳趾的動作，而內在肌的肌肉在腳掌裡主管足弓的形成及旋前動作的控制。

足部外在肌很容易理解，畢竟外在肌的所有動作，背屈、蹠屈、內外翻等等都看得到，而足部內在肌就像身體軀幹裡的核心肌群，主管動作控制及協調，讓腳動起來、站起來像正常的腳，而不會有類似爪狀趾、扁平足等奇怪的動作。我舉兩個例子，一個是內在肌的協調，可以讓你的腳踝在做背屈動作時，腳趾頭可以放鬆，不會跟著翹起來形成爪狀趾，有些患者有糖尿病等神經病變就可能有這種變形。另一個例子是內在肌可以協助你的腳在踩地時形成足弓的杯狀結構，而不是變成扁平足餅狀結構，使你的腳在推進時更有效率及穩定。

就像身體核心肌力的不足，腳也有內在肌力不足的問題。縮足運動的重點在於踩在地上，腳趾和腳跟都不動的情況下，喚醒並驅使內在肌動作使腳長縮短且足弓拉高。傳統方法是在大拇趾球部下放一個十塊錢，直接貼著地面將錢拉回來並升高足弓。這個動作一開始有點困難，每當我示範給患者看時，他們都有一種看魔術表演的感覺，但不騙你，熟能生巧，做久了你也可以表演給親友看，順便維護自己足部的健康。這個動作每天做五十次，每次二到五秒即可。

然後我們站起來

站著似乎是最簡單的，畢竟我們和其他大猿不同的地方，就是我們是直立人。可惜的是，由於現代環境已經和遠古時代不同，而我們卻還是裝備著和十萬年前沒什麼不同的身體，錯誤的站立及脊椎使用方式，使背痛成為現代人最常見的疾病之一。坊間訓練核心肌群及瑜珈動作來治療背痛的書已經成篇累牘，在此不再贅述，但我還是以骨科醫師的觀點，提醒幾個站立的重點及運動方法。

站立不動本來就不是人類的正常行為，除了工作職責所需（例如憲兵站崗）抬頭挺胸外，還是盡量讓身體動一動。

◆所謂抬頭挺胸是讓頭頂長高的感覺，而不是下巴抬高的意思。

◆站立時請先意識用到腳尖，感覺到自己的腳趾頭有稍微出力，否則只用腳跟站會產生一種叫「浮趾」的現象，整個足部的內在肌會放掉，身體的核心也會鬆弛無力垮掉。

◆當我們站立時，請不要習慣性膝蓋完全伸直向後鎖住，一定要微彎膝關節，否則骨盆容易後傾而背痛，而長期卡住關節也會使附近組織緊張而損傷。

◆長期站立的工作，例如教師、生產線或服務業，請附加三個動作：第一是放一個階梯高的檯子，讓兩隻腳輪流上去踩，減低骨盆後傾並伸展腿部肌肉。第二是如果可以的話，每十五分鐘到半小時，就做幾次前弓後箭的動作。第三是如果都做不到，至少每十分鐘墊一下腳尖，收縮一下小腿肌肉促進血流減少疲勞。

之後開始走走看

走路是每個人都覺得自己很會的動作，還需要人家教嗎？其實，除了那些受傷變形開刀的患者，需要教他們手術後復健行走模式之外，一些沒有開刀、沒有受傷，只是腳痛、背痛、膝蓋痛的人，如果是因為錯誤的走路方式而痛，也需要矯正。

就像唱歌需要學習一樣，在日本有專門的走路教室，正確而有意識的行走可以讓動作美觀、有效率且不易產生病痛，走路的重點如下：

◆標準的步態包含了幾個部分：由腳跟著地開始（heel strike）到整隻腳接觸地面（foot flat），之後腳跟離地（heel off）到腳趾離地（toe off），這整個過程叫推離期（push off），之後腳離地在空中擺動準備踩下一步叫擺動相（swing phase），而所有踩地的過程叫支撐相（stance phase）。完整的步態包含各期，走路的速度及步距不同，各期分配也會不同。

◆現代人由於前足內在肌力不足，常呈現外八只用腳跟走路，臀部力量不夠，推離期偏短。應有意識地加強推離期，也就是踩地之後腳應出力往後推，而不是只碎步提腳動作而已。

◆有意識地想像自己用11字型走路，讓小腿脛骨前緣對正第二趾，在腳跟著地後到大拇趾離地前發動內在肌收縮，感覺自己有用到大拇趾踩踏的感覺。

◆走路時，雙手自然擺動平衡雙腳移動的重心改變，目的是讓從頭頸到薦椎的垂直線只能往前移動，而不會左右上下晃動。

◆如果是健走，時速達到六至八公里時，雙手擺動的幅度和頻率會加大，用以平衡雙腳的擺動。而身體中心還是維持鉛直線，利用臀部用力往後推離（push off）的步幅會增加。加快步伐可以增加身體核心的利用，身體比較不會垮下來，而且中強度以上的活動也比較可以訓練到心肺功能，對健康更爲有益。

◆所謂日行一萬步的效益，如果使用錯誤的走路方式，只爲了收集萬步而在操場上拼命地碎步前進，那完全是錯的。我有許多患者就因爲錯誤的方法走了太多路，結果不是足底筋膜炎就是跟腱炎。萬步是單日活動建議量，包含做家事、爬樓梯和跳舞等等都算，不是呆板地用同樣的步伐、同樣的肌群走一萬步。

◆許多老人家患有肌少症，其中不少人都辯稱他們有在走路，怎麼會有肌少症？實情是走路不太會訓練到全身最大的肌肉——股四頭肌，如果要對身體更好的話，應考慮騎腳踏車、爬樓梯或舉啞鈴深蹲等阻力型運動。許多論文報告都支持這種重量訓練對中老年人的健康更有效益。

最後該來跑一跑囉

路跑早已成為一般大眾最喜好的活動之一，以減肥功效及促進心肺功能而言，跑步確實是最簡單有效的運動。如何能有效又健康的跑步，台灣各地都有跑團及專門教練開設訓練課，市面上也有很多專書在介紹如何開始跑、跑得快、跑得好。而今不論是春夏秋冬，每個週末幾乎都有馬拉松比賽，許多人都很認真的訓練，甚至於過量訓練，也因此我的診間總有許多跑步完腳痛的患者。

不論你是已經開始跑步或還沒開始跑步的人，以下是骨科醫師跑者給你的提醒：

◆跑步和走路完全不是同一種運動，其分類不是以速度來分。舉例來說世界級的二十公里競走選手時速可以到達十五公里以上，而一般人跑馬拉松的時速不過十公里左右，所以有人走的比跑的快。

跑步和走路的差別在於，走路不可以兩腳同時離地，跑步則會有一個兩腳同時離地飛的過程，無論你跑得多慢，飛的時間多短，都是跑。因此跑步的衝擊力及使用的肌群都和走路十分不同。許多人自從出社會後再也沒跑過，也因此跑步比健走需要的準備還是比較多。

◆由於現代人習慣走路，而且是穿鞋走路，所以開始跑步也會習慣用後跟著地，從接近走路步態的方法開始，也因此中前足的負擔較少，但膝蓋的負擔較大，這也就是爲什麼有人說跑步會傷膝蓋說法的來源。如果你飛起來又用腳跟撞地，就算你用再好的運動鞋減壓，膝蓋的負擔還是比較大。

◆近年有運動生理專家提倡「前足跑法」，主張應減少步幅增快步頻，跑步者重心要在踏地時放在腳的正上方，增加前足的壓力，藉由足踝眾多關節吸收震盪，減少膝關節受損疼痛的機會。研究顯示這種高步頻的跑法，身體上下移動的幅度較小，理論上耗能減少，跑步效率較高。要鍛鍊這種前足跑法，簡單的做法就是換穿無跟差鞋（鞋底完全是平的，腳跟沒有增高），這種接近裸足概念、沒有緩衝能力的鞋子，會使你因爲足跟沒有保護，不自主地傾向前足跑法。不用多久，神功即可練成。

可是，萬事都有一個可是。前足跑法需要更強韌的足踝穩定度和跟腱肌耐力，對於現代大多足部內在肌力不足，偏向扁平足的人來說，裸足鞋非常不適合。許多人沒有能力在比賽時用每隻腳的中前足做一萬多次的推進動作（馬拉松比賽兩隻腳要踩42,195公尺），最後可能效率尚未提升，膝蓋還沒治好，就因腳痛來診所報到了，一切又回到原點。

◆所有陸上運動的基礎都是雙腳，如果要有良好的跑姿，必須維持穩定的中軸力線，除了足部推進的力量要夠，背腰臀的核心肌群也要能在雙腿邁進的時候保持最少的晃動。最簡單的訓練方法是從走路的姿勢開始，利用健走加強雙臂的擺動及足部向後的推離期力量，逐漸將鉛直線的身體略微向前傾斜，縮短步幅開始跑動起來，這時就可以感覺到由走路的足跟著地，變爲跑步的中足著地，跑者的重心也會變成在腳觸地時的正上方，而不會在後方。

◆跑步產生的慢性疼痛，大多是因爲肌耐力不足或是姿勢軸向錯誤，使用適合的跑鞋及肌肉訓練伸展可以部份彌補這個問題，但如果無法改善，應尋找專業醫師診斷是否有關節、軟骨、韌帶方面等問題。

不跑步，也有其他運動可以做

人會運動，除了純粹享受運動的樂趣，有些則是為了求取身體健康而已。許多人看診時會問我：「什麼運動對健康最好？」其實世界上沒有什麼運動最好，只有你最喜歡做還有最適合做的運動，要不要做而已。

很多患者工作就是站著、坐著，運動就是走路而已，我都會建議他們該做些多樣性的運動。例如走路中間小跑一下好不好？病人常說：「做不到，會很喘。」我都會回答他們，喘是正常的，可以訓練的，慢慢跑一陣子就好了。就像流汗和肚子餓，現代人都不去面對這種原始的自然生理現象，結果就是吃太多造成糖尿病、待在室內冷氣病等新陳代謝問題。

我在衛教時建議病人：如果不想跑步，那騎腳踏車好不好?病人說：「騎腳踏車不是會磨損膝蓋嗎?」這種想法也是錯的，人不是米其林輪胎，沒有使用磨損的問題，只有不用會老化、退化的問題。許多大規模的研究都證實長期跑馬拉松的人沒有更多的退化性關節炎問題，何況衝擊性更低的腳踏車運動。

為了減少老化、促進健康，我們必須運動來改善體適能。標準的體適能分為幾個面向，包括心肺功能、肌力、肌耐力、柔軟度、平衡感以及身體組成，每一種運動對不同面向的健康促進有不同的效果，只從事單一運動就會容易有所不足。

足部如果有問題，不能長時間走路或跑步，最推薦的運動有騎腳踏車、跳舞、游泳、瑜珈、乒乓球等等，盡量找一兩種執行。個人從事醫療工作之餘，也長期保持運動習慣，參加登山、滑雪、馬拉松、自行車及三鐵耐力賽等等，深知持續運動帶來的好處。

期待讀者看了本書之後，除了理解更多的足部健康道理之外，也能每天確實運動伸展，改善並預防各種文明病。

身體文化0143

自己的腳痛自己救——足踝專科名醫教你遠離痛風、凍甲、腳麻、拇趾外翻、腳踝扭傷、足底筋膜炎

作　者—朱家宏
主　編—林菁菁、林潔欣
編　輯—黃凱怡
企　劃—葉蘭芳
美術設計—李宜芝
封面、內頁插圖—Kathy
內頁X光片、核磁共振影像、照片提供—朱家宏

董事長—趙政岷
出版者—時報文化出版企業股份有限公司
108019台北市和平西路三段二四〇號三樓
發行專線／（02）2306-6842
讀者服務專線／0800-231-705、（02）2304-7103
讀者服務傳真／（02）2304-6858
郵撥／1934-4724時報文化出版公司
信箱／10899臺北華江橋郵局第99信箱

時報悅讀網—http://www.readingtimes.com.tw
法律顧問—理律法律事務所　陳長文律師、李念祖律師
印刷—勁達印刷有限公司
初版一刷—二〇一八年十二月二十一日
初版六刷—二〇二三年十一月八日
定價—新台幣三八〇元
（缺頁或破損的書，請寄回更換）

時報文化出版公司成立於一九七五年，並於一九九九年股票上櫃公開發行，於二〇〇八年脫離中時集團非屬旺中，以「尊重智慧與創意的文化事業」為信念。

自己的腳痛自己救：足踝專科名醫教你遠離痛風、凍甲、腳麻、拇趾外翻、腳踝扭傷、足底筋膜炎 / 朱家宏　著. -- 初版. -- 臺北市 : 時報文化, 2018.12
面；　公分

ISBN 978-957-13-7602-8(平裝)

1.腳　2.健康法

416.619　　107018736

ISBN 978-957-13-7602-8
Printed in Taiwan